Der Geburtsstillstand als komplexes Problem der modernen Geburtshilfe

DRESDNER AKADEMIE
FÜR INDIVIDUELLE GEBURTSBEGLEITUNG

Sven Hildebrandt, Facharzt für Frauenheilkunde und Geburtshilfe, publiziert und lehrt zu Themen des geburtshilflichen Notfallmanagements. Er ist Präsident der Dresdner Akademie für individuelle Geburtsbegleitung.

Sven Hildebrandt

Der Geburtsstillstand als komplexes Problem der modernen Geburtshilfe

Jahrbuch der Dresdner Akademie für individuelle Geburtsbegleitung 2010

Mabuse-Verlag
Frankfurt am Main

Bibliografische Information der Deutschen Nationalbibliothek

Die Deutsche Nationalbibliothek verzeichnet diese Publikation in der Deutschen Nationalbibliografie; detaillierte bibliografische Angaben sind im Internet unter http://dnb.d-nb.de abrufbar.

Informationen zu unserem gesamten Programm, unseren AutorInnen und zum Verlag finden Sie unter: www.mabuse-verlag.de.

Wenn Sie unseren Newsletter zu aktuellen Neuerscheinungen und anderen Neuigkeiten abonnieren möchten, schicken Sie einfach eine E-Mail mit dem Vermerk „Newsletter“ an: online@mabuse-verlag.de.

3., aktualisierte Auflage 2021

Kasseler Str. 1 a
60486 Frankfurt am Main
Tel.: 069 – 70 79 96-13
Fax: 069 – 70 41 52
verlag@mabuse-verlag.de
www.mabuse-verlag.de
www.facebook.com/mabuseverlag

Satz: Alex Feuerherdt, Bonn
Umschlaggestaltung: Marion Ullrich, Frankfurt am Main
Umschlagabbildung: © Harald Richter/panthermedia.net

Druck: SOL Service GmbH, Schrobenhausen
ISBN: 978-3-940529-98-5
Printed in Germany

Inhalt

Vorwort zur 3. Auflage 7

Einführung

Sven Hildebrandt, Esther Göbel
Der Geburtsstillstand als komplexes Problem der modernen Geburtshilfe 11

Sven Hildebrandt, Esther Göbel
Überlegungen zur Pathogenese des Geburtsstillstandes 17

1. Teil: Mütterliche Faktoren

Sven Hildebrandt, Esther Göbel
Der geburtsmechanisch bedingte Geburtsstillstand 27

Silke Petermann
Spiraldynamik® zur Vermeidung von Geburtsblockaden 31

Renate Hochauf
Die Reinszenierung durchlebter Traumata im Geburtsprozess 35

Justine Büchler
Hypnotherapeutische Denkansätze als mögliche Alternative zur Periduralanästhesie 45

Sven Hildebrandt
Der geburtsdynamisch bedingte Geburtsstillstand 55

2. Teil: Kindliche Faktoren

Claudia Köhler
Das Kind als aktiver Teilnehmer am Geburtsprozess 61

3. Teil: Geburtshilfliche Faktoren

Sven Hildebrandt
Beziehungsbühne Kreißsaal – Der Einfluss psychodynamischer Effekte auf das Gelingen der Geburt 73

Baldur R. Ebertin
Autobiografisch bedingte Vermeidungen im professionellen Handeln von Hebammen und Geburtshelfen 77

Zusammenfassung

Sven Hildebrandt, Esther Göbel
Wege aus dem Geburtsstillstand 97

Sven Hildebrandt
Übertragung und Plazentaretention als pathogenetische Geschwister des Geburtsstillstandes 103

Literaturhinweise 107

Autorenverzeichnis 115

Vorwort zur 3. Auflage

Liebe Leserin, lieber Leser,

viel hat sich in den Jahren seit Erscheinen dieses Buches in der Geburtshilfe verändert: manches zum Guten, manches zum Schlechten. Das Thema selbstbestimmte, interventionsarme und gewaltfreie Geburt ist in der Öffentlichkeit präsent. Der Trend zu immer mehr Kaiserschnitten scheint gestoppt. Nationale Gesundheitsziele wurden formuliert. Der Hebammenstand ist akademisiert. Es gibt eine hochwertige Leitlinie zur physiologischen Geburt. Aber ein wirklicher Wandel unserer Geburtskultur ist in dieser Zeit nicht erfolgt. Die Interventions- und Kaiserschnittrate ist nach wie vor zu hoch, die Zentralisation der Geburtshilfe führt zu einem Mangel an Kompetenz für das „ganz normale Gebären" – und der politische Wille zur Umgestaltung der Geburtshilfe scheint zu fehlen.

Völlig unverändert steht dagegen das Thema Geburtsstillstand im Alltag der Geburtshilfe. Natürlich ist dieser oder jener Aspekt unseres Buches nicht mehr aktuell und darf als historische Einlassung gewertet werden. Aber die faszinierenden Sichtweisen, die die Autorinnen und Autoren auf das Phänomen Geburtsstillstand geworfen haben, sind unverändert aktuell und inspirierend. Deshalb erschien es uns besser, das Buch unverändert gewissermaßen als Zeitzeugnis, neu aufzulegen.

Prof. Dr. Sven Hildebrandt
im September 2021

Einführung

Sven Hildebrandt, Esther Göbel

Der Geburtsstillstand als komplexes Problem der modernen Geburtshilfe

Der Geburtsstillstand zählt zu den häufigsten Komplikationen der modernen Geburtshilfe. Bei gut einem Viertel aller Geburtsverläufe kommt es zu einer geburtsmechanisch oder geburtsdynamisch bedingten Blockade des Geburtsfortschrittes. Zwar lassen sich in den meisten Fällen die blockierenden Umstände überwinden; dennoch führt der Geburtsstillstand immer wieder zur operativen Geburtsbeendigung und ist somit ein wichtiger Faktor der peripartalen und perinatalen Morbidität.

Damit bekommt die Frage nach der Vermeidbarkeit dieser Komplikation eine große Bedeutung für die Methodik der modernen Geburtshilfe. Generell kann man sagen: Die meisten Geburtsblockaden lassen sich vermeiden. Aber nur ein kleiner Teil der Geburtsstillstände ist auf Defizite im geburtshilflichen Management zurückzuführen. Dieser Anteil muss als Paradebeispiel der „hausgemachten" Geburtskomplikationen benannt werden, denn oft führen Eingriffe in die naturgegebene Geburtsdynamik zum Stagnieren der Geburt.

Gleichzeitig aber müssen wir wissen, dass der Geburtsstillstand in vielen Fällen das Finale eines weit zurückreichenden Dilemmas ist, das im Rahmen der Geburtsvorbereitung, vor allem aber in der Schwangerenbetreuung übersehen oder nicht ausreichend aufgearbeitet wurde. Diese Versäumnisse aufzuholen, ist für die Mitarbeiter des Kreißsaales in aller Regel eine unlösbare Aufgabe.

Es wird deutlich, wie diffizil und vielschichtig das Phänomen des Geburtsstillstandes ist. Eine Reduktion des Problems auf geburtsmechanische oder wehendynamische Faktoren würde in keiner Weise dieser Komplexität gerecht werden. Nur die konsequente Betrachtung aller potenziell geburtshemmenden Aspekte wird es uns ermöglichen, das ganze Ausmaß der Pathogenese zu verstehen und angemessene Handlungsstrategien zu entwickeln.

Sven Hildebrandt, Esther Göbel

Der „konstruktive" Geburtsstillstand

Die Behauptung, dass eine Wehenschwäche oder eine Einstellungsanomalie hilfreich und nützlich sein könnten, dürfte für die meisten LeserInnen zunächst absurd klingen. Viel zu sehr haben wir uns an die Vorstellung gewöhnt, dass das Gebären immer ein geradlinig und kontinuierlich ablaufender Vorgang ist und jede Stagnation somit automatisch eine bekämpfenswerte Regelwidrigkeit darstellt.

Diese Haltung verleitet uns dazu, beispielsweise auf eine Wehenschwäche einfach nur mit Wehenstimulation zu reagieren, ohne den *tieferen Sinn* des Symptoms zu ergründen und zu beachten. Wir alle kennen die Frau, die die letzten Nächte mit Vorwehen durchwacht hat, bei der dann am Morgen die Blase springt und der Muttermund sich quälend langsam öffnet. Die munter zum Spätdienst erscheinende Hebamme findet eine völlig erschöpfte Gebärende mit gerade vollständigem Muttermund vor, deren Wehen „man vergessen kann". Der leider verbreitete Reflex der Wehenmittelgabe gleicht der Vorstellung, einen entkräfteten Wanderer von der Ruhebank zu zerren und weiterzutreiben. Wie der Wanderer wird auch die Gebärende früher oder später in irgendeiner Weise zusammenbrechen.

Beim Stagnieren einer Geburt muss also unsere erste Frage stets die nach der *Bedeutung des Symptoms* sein. Erstaunlich oft werden wir Antworten finden, die für unser weiteres Handeln sehr hilfreich sind. Wenn wir die Zeichen des Körpers verstehen und beachten, kann sich das Problem wie durch ein Wunder ganz ohne jede Manipulation lösen. In diesen Fällen sprechen wir von einem *konstruktiven Geburtsstillstand*, der unser Freund sein und bleiben sollte. Die Kunst der Hebamme und des Geburtshelfers besteht darin, ihn als Chance zu begreifen und ihm mit Zurückhaltung und Kreativität zu begegnen.

Davon abzugrenzen ist der *destruktive Geburtsstillstand*, das Debakel einer für Mutter und Kind nicht lösbaren Geburtskrise. Hierbei handelt es sich immer um einen Notfall, der entschlossenes und beherztes Handeln erfordert. Wir dürfen natürlich bei einer laufenden Querlagen-Geburt darüber nachdenken, warum sich Mutter und/oder Kind so gegen das spontane Gebären querstellen. Wir müssen aber einsehen, dass wir dieses tiefere Dilemma jetzt nicht mehr lösen können, sondern nur noch die Aufgabe haben, die beiden aus der lebensbedrohenden Krise zu befreien.

Die Unterscheidung zwischen dem konstruktiven und dem destruktiven Charakter eines Geburtsstillstandes erscheint auf den ersten Blick schwierig. Bei genauer Betrachtung gibt es aber recht einfache Indikatoren, die uns eine Abgrenzung der bedrohlichen Krise von der nutzbringenden Pause im Geburtsfortschritt erlauben.

Zeichen des destruktiven Geburtsstillstandes sind:

a) Das Kind wird mit kräftigen Wehen gegen ein Geburtshindernis gepresst, dem es nicht ausweichen kann.

Dieses Symptom ist sowohl für die Mutter als auch für das Kind bedrohlich: Beim Kind führt der anhaltende Druck gegen den Widerstand zur Ausprägung einer *Geburtsgeschwulst.* Diese ist das letzte Glied einer Kette von Anpassungsmechanismen des kindlichen Kopfes an die Enge des Geburtsweges. Zunächst kommt es durch die Verschiebbarkeit der Schädelknochen und Fontanellen zu einer Konfiguration des Kopfes und zu einer Hautfältelung an der Leitstelle. Beide Symptome sind Zeichen einer erfolgreichen Adaptation an die nach dem Blasensprung veränderten Druckverhältnisse. Die Geburtsgeschwulst ist dagegen Ausdruck einer *Überforderung* dieser Anpassungs- und Konfigurationsmechanismen. Die erfolglose Druckwirkung gegen den Widerstand führt zur ödematösen Transsudation von Gewebewasser.

Wenn wir versuchen, einen feuchten Schwamm durch einen Serviettenring zu schieben, gelingt uns das nur, wenn der Ring groß genug ist und wir nicht zu stark drücken. Mit entsprechendem Geschick wird der Schwamm seine Form verändern und die Enge passieren. Üben wir jedoch zu großen Druck aus, pressen wir nur das Wasser aus dem Schwamm heraus. Der Schwamm selbst „verkeilt“ sich im Ring und geht nicht weiter voran. Geburtsstillstand.

Unser Kind ist kein Schwamm, sondern ein fühlendes Wesen, das in dieser Situation panische Angst und heftige Schmerzen hat. Es wird eine solche Krise nicht lange ertragen können. *„Die Geburtsgeschwulst ist die Uhr des Geburtshelfers.“* (Pschyrembel) Das Kind befindet sich in einer zunehmend traumatisierenden und lebensbedrohenden Lage. Seine Reaktion hängt von drei Faktoren ab:

- von der Konstitution des Kindes,
- von der Dauer dieses Zustands und
- von der Stabilität der Verbindung zwischen Mutter und Kind.

Es fehlen uns zuverlässige Indikatoren, die eine umfassende Beurteilung des kindlichen Zustands in dieser kritischen Situation erlauben. Das CTG erscheint als alleiniges Beurteilungskriterium unzureichend. Es gibt mehrere Berichte über Geburten mit fatalem Ausgang, bei denen das CTG bis zum Schluss unauffällig war.

Am weitesten bringt uns sicher die *Empathie* – das heißt der Versuch, sich in die Lage des Kindes hineinzuversetzen. Unsere Empathiefähigkeit wird allerdings von unserer eigenen Erfahrungswelt massiv beeinflusst.

Fest steht: Die Geburtsgeschwulst zeigt uns in ihrer Größe, in der Dynamik ihres Wachsens und in der Dauer ihres Vorhandenseins den Schmerz und die Not des Kindes an. *Ihr Fortbestehen kann auch bei unauffälligem CTG zum absoluten Notfall werden!* Wir möchten ausdrücklich hinterfragen, ob eine in dieser Situation gelegentlich praktizierte vaginal-operative Geburtsbeendigung indikationsgerecht erfolgt, da sie die bereits eingetretene schwere Traumatisierung des Kindes noch verschärfen könnte. In jedem Fall braucht das Kind eine das Trauma behandelnde Nachbetreuung.

Bei der Mutter kann die andauernde erfolglose Wehenarbeit gegen einen Widerstand früher oder später zur *Uterusruptur* führen. Disponiert sind hierfür besonders Frauen nach vorangegangener Operation am Uterus. Wir bezweifeln, dass Geburten nach Sectio generell deutlich riskanter sind als andere Geburten. Aber wir ermahnen immer wieder zu größter Aufmerksamkeit hinsichtlich einer drohenden Uterusruptur, die wir oft erst durch unser Handeln provozieren.

b) Es liegen Umstände vor, die eine Lösung des zum Geburtsstillstand führenden Problems nicht erlauben.

Solche Umstände können äußere Zwänge sein – wie z.B. eine Amnioninfektion oder andere Geburtskomplikationen. Das gleiche gilt für den Zusammenbruch der Mutter oder die im CTG erkennbare Dekompensation des Kindes. Das gilt jedoch *nicht* für den näher rückenden Schichtwechsel, für nicht evidenzbasierte Zeitvorgaben bezüglich der Dauer der Austreibungsperiode oder für die Ungeduld des Mannes, der Hebamme oder der Ärzte.

Oft müssen wir erkennen, dass das Kreißsaalteam ein Dilemma lösen soll, das allerhöchstens durch eine intensive psychosoziale Betreuung in der Schwangerschaft zu beheben gewesen wäre. Eine Frau, die die Katastrophe ihrer vorherigen Geburt erfolgreich verdrängt und somit nicht therapiert hat, wird bei der nächsten Geburt unbewusst eine Vermeidung jeglicher Re-Traumatisierung herbeiführen, der wir hilflos gegenüberstehen. Besonders gravierend erleben wir dieses Phänomen bei sexuell traumatisierten Frauen, für die der Geburtsweg Scheide eine Tabuzone geworden ist. Wenn die geburtsbegleitende Hebamme die erste ist, die dieses Tabu erspürt, gibt es in aller Regel keine Chance einer erfolgreichen Therapie.

Sven Hildebrandt, Esther Göbel

Überlegungen zur Pathogenese des Geburtsstillstandes

Zu den häufigsten Indikationen, die zur Begründung von Kaiserschnitten nach Geburtsstillstand dokumentiert werden, gehört die „fetomaternale Disproportion". Wir wollen nicht behaupten, dass es sich hierbei prinzipiell um Fehldiagnosen handelt. Es kann vorkommen, dass die natürliche Balance zwischen der mütterlichen Konstitution und dem kindlichen Wachstum z.B. durch gravierende Ernährungsfehler nicht gewahrt ist. Besonders in Europa lebende und sich europäisch fehl-ernährende Asiatinnen tragen oft riesige Kinder in sich, die u.U. tatsächlich nicht durch deren zierliches Becken passen. In den meisten Fällen dürfte diese Diagnose jedoch die wahren Ursachen des Geburtsstillstandes nicht erklären. Auch die Begriffe „Wehenschwäche" und „Einstellungsanomalie" umschreiben lediglich die Symptome, nicht jedoch die auslösenden Faktoren des Geburtsstillstandes.

Die nachfolgenden Überlegungen zur Pathogenese des Geburtsstillstandes dürften manchen LeserInnen befremdlich und zu weitreichend erscheinen. Sie sind jedoch das Ergebnis eines tiefen Nachdenkens über die Gründe des Scheiterns zahlreicher Spontangeburten. Wir laden unsere Leser ein, sich in diese Gedankenwelt mit hineinzubegeben und schöpferisch nach anderen denkbaren Wurzeln des Geburtsstillstandes zu suchen.

Mütterliche Faktoren

a) Re-Inszenierung des Dramas der eigenen Geburt

Die These, dass die Wurzeln des Geburtsstillstandes in der traumatisch erlebten eigenen Geburt liegen sollen, erscheint auf den ersten Blick gewagt. Die Erkenntnisse der perinatalen Traumaforschung müssen uns diese Vermutung aber unbedingt nahelegen.

Viele Menschen glauben nach wie vor, dass sich das Kind während der Geburt generell in einer Art amnestischer Narkose befindet. Diesen gefährlichen Irrtum leiten sie aus der Tatsache ab, dass wir uns in der Regel nicht an unsere Geburt erinnern können. Dabei ist es bewiesen, dass wir alle unsere Geburt sehr bewusst erlebt haben und die Erinnerung an sicherlich eines der erschütterndsten Ereignisse unseres Lebens tief in unserer Seele bewahren.

Für spätere Traumen wie z.B. das Überleben eines Verkehrsunfalls oder auch eines sexuellen Missbrauchs haben wir längst anerkannt, was wir für das Überleben einer schweren Geburt nicht wahrhaben wollen: Im Unterbewusstsein sind alle traumatischen Erinnerungen gespeichert und können durch eine dem ursprünglichen Trauma ähnelnde Situation reaktiviert werden.

Es dürfte sofort einleuchten, dass das Gebären ein potenzieller Trigger für die Reaktivierung von nicht erinnerlichen Traumen ist. Besonders deutlich wird diese Tatsache bei Frauen nach sexuellen Missbrauchserfahrungen, worauf wir später ausführlich eingehen werden. Völlig analog ist es denkbar, dass die Gebärende das im Unterbewusstsein gespeicherte Traumaprotokoll ihrer eigenen Geburt antriggert und bis hin zur völligen Geburtsblockade reinszeniert.

Wir wissen viel zu wenig über diese geheimnisvollen Aspekte der Geburt. Doch sollten wir die sich mehrenden Befunde wissenschaftlicher Forschungen nicht einfach abtun. Die Konsequenzen unserer Überlegungen wären nämlich gravierend: Wir müssten jedem Kind, das eine traumatische Geburt überlebt hat, eine komplexe Nachbetreuung zukommen lassen. Beim Mädchen kann dies u.U. bis zum Beginn der eigenen Mutterschaft notwendig sein. Es ist aus unserer Sicht dringend erforderlich, in Analogie zur klinischen Diagnose „posttraumatisches Belastungssyndrom“ den Begriff *„postnatales Belastungssyndrom“* einzuführen.

Diese mögliche Wurzel eines Geburtsstillstandes ist ein Beispiel für Situationen, denen das Kreißsaalteam machtlos gegenübersteht. Vielleicht können wir so das Scheitern mancher Spontangeburt im Nachhinein erklären und den Kaiserschnitt als den einzigen dieser Frau möglichen Geburtsweg erkennen – aber verhindern werden wir ihn nicht.

Wenn wir alle lernen würden, im Rahmen unserer Selbstsuche bis in diese Tiefen unserer Seele vorzudringen und frühe Traumen zu verarbeiten, wären jedoch mit Sicherheit viele Geburtsstillstände zu vermeiden.

b) Seelischer Verschluss des Geburtsweges

Während der erste pathogenetische Faktor des Geburtsstillstandes meist nur im Nachhinein erkundbar ist, wird der zweite bei vielen Geburten sofort offenbar. Man muss davon ausgehen, dass mindestens jede fünfte Frau, die wir bei der Geburt begleiten, die Erfahrung einer sexuellen Traumatisierung gemacht hat. Dabei sind folgende Fakten bedeutsam:

- Die Rate sexueller Traumatisierungen hängt nicht vom sozialen Status der Frau ab.
- Verbale Verletzungen können die gleichen Folgen hinterlassen wie der taktile Missbrauch.
- Es sind nicht nur die klassischen Täter-Opfer-Strukturen, in denen es zur sexuellen Traumatisierung kommt. Einen erschreckend hohen Anteil nehmen z.B. auch taktile und verbale Verletzungen im Zusammenhang mit gynäkologischen Untersuchungen ein.
- Die sexuelle Traumatisierung setzt die oben beschriebene Traumakaskade ebenso massiv in Gang wie andere schwere Verletzungen, etwa ein Verkehrsunfall.

Die meisten Opfer können sich an die Traumatisierung nicht erinnern. Andere wissen zwar von ihrer Missbrauchserfahrung, hatten bisher aber nicht den Mut oder die Kraft, professionelle Hilfe in Anspruch zu nehmen. Die wenigsten sexuell traumatisierten Frauen haben ihre Erfahrung mit einer adäquaten Therapie aufgearbeitet. Wir sprechen also von einem Problem, dem wir regelmäßig im Kreißsaal begegnen.

Durch mindestens sieben Faktoren kann bei der Geburt das subkortikal gespeicherte Traumaprotokoll angetriggert werden:

- Durch den hoch-sexuellen, penetrierenden Grundcharakter einer Geburt: Dieser Aspekt wird in unserem von christlichen Moralvorstellungen geprägten Kulturkreis oft verleugnet, für die alten Hochkulturen dagegen war er selbstverständliches Wissen. Sowohl in den endokrinen Abläufen als auch in den Bewegungen, dem Atmen, dem

Tönen und letztlich im Dehnen der Scheide gibt es gravierende Parallelen zwischen dem Gebären und dem Sexualakt.

- Durch den sexuellen Charakter der vaginalen Untersuchung.
- Durch den Verlust der Intimität und der Kontrolle gegenüber relativ fremden Menschen.
- Durch die Rolle von autoritären Bezugspersonen (Hebamme/Arzt) mit einem Wissens- und Erfahrungsvorsprung.
- Durch die Ähnlichkeit der Schmerznatur und der Schmerzlokalisation.
- Durch die Angst vor Schmerzen.
- Durch im Unterbewusstsein „geankerte" (NLP) Schlüsselsätze wie: „Entspanne dich, lass locker, dann tut es nicht weh."

Es wird sofort einleuchten, dass die Aktivierung des Traumaprotokolls während der Geburt zu Abwehr, Blockade, Kampf oder Flucht führen kann und gravierende Folgen für den Geburtsfortschritt hat.

Ebenso ist es äußerst bedeutsam zu wissen, dass bereits während der Schwangerschaft allein eine Vorstellung oder Fantasie von diesen Faktoren zur Aktivierung des Traumaprotokolls ausreichen kann. Diese Frauen werden von ihrem Unterbewusstsein in eine Abwehr und Vermeidung geführt. Klassische Muster einer solchen Vermeidung können u.a. der Verbleib des Kindes in einer gebärunfähigen Lage oder die extreme Übertragung bei oft völlig unreifem Muttermund sein. Letzteres müssen wir somit als „frühesten Geburtsstillstand" begreifen lernen. Man kann daraus leicht erkennen, welche Konsequenzen eine unsensible Einleitung der Geburt bei einer solchen Frau haben kann.

Aus diesem Grunde müssen wir die betroffenen Schwangeren möglichst frühzeitig identifizieren. Dies verlangt von uns ein Höchstmaß an Sensibilität und Verantwortungsbewusstsein. Alle Schritte müssen ausschließlich auf die Stabilisierung der Frau gerichtet sein. Ein Aufdecken der Traumatisierung ist uns nur dann erlaubt, wenn wir uns sicher sind, dass wir die dadurch entstehende seelische Erschütterung professionell auffangen können. Ansonsten sollten wir die Vermeidung jeder Re-Traumatisierung in den Vordergrund unseres Handelns stellen und die Schwangere bei der Suche nach dem ihr möglichen Weg des Gebärens unterstützen.

Auf die nachfolgenden Zeichen sollten wir mit einer erhöhten Achtsamkeit hinsichtlich einer denkbaren sexuellen Traumatisierung reagieren:

- Abwehr und Vermeidung der vaginalen Untersuchung und der vaginalen Sonographie,
- Flucht vor „untersuchungswütigen" Gynäkologen oder Hebammen,
- starke Verspannung (reflektorisches Verschließen der Scheide bei der Annäherung zur Untersuchung) und Kontaktabbruch (z.B. durch Wegdrehen des Kopfes und Überstrecken des Rückens) bei der vaginalen Untersuchung („Dann mach es, aber werde bald fertig!"),
- strikte Ablehnung von Suppositorien, Nelken-Tampons u.ä.,
- Ablehnung der Damm-Massage,
- Flucht vor der Beschäftigung mit dem Thema Beckenboden z.B. im Geburtsvorbereitungskurs,
- übersteigertes Kontrollbedürfnis hinsichtlich aller potenziell schmerzhaften Maßnahmen (Spritzen, Akupunktur),
- Angst vor dem Erleben von Autorität und Machtausübung („Muss ich das machen, was der Arzt sagt?"),
- Auffällig übersteigertes Schamgefühl.

Es muss uns gelingen, diese Frauen zu erkennen, ihr Vertrauen zu gewinnen und ihnen in jeder Situation während der Schwangerschaft und Geburt einen zuverlässig geschützten Raum zu bieten. Wir sollten uns mit ihnen auf einen gemeinsamen Weg begeben, der sie stärkt und stabilisiert. Das Vertrauen steht dabei im absoluten Mittelpunkt der Beziehung. Jede Grenzüberschreitung hätte fatale Folgen. Wir müssen ihnen Brücken bauen, ihre Verletzung zu tragen, anderen mitzuteilen und vielleicht zu überwinden. Hierzu gibt es zahlreiche Methoden, die auch von Hebammen und Ärzten erlernt werden können (Cranio-Sacral-Therapie, katatymes Bilderleben und andere Imaginationstechniken, Kunsttherapie, Atemtherapie u.v.a.)

Neben der Traumatisierung können auch andere *Imbalancen der mütterlichen Seele* die Geburtswege verschließen. Solche Störungen können u.a. sein:

- Paarkonflikt,
- unreife Schwangere, die ihrer Mutterschaft noch nicht gewachsen ist,
- Angst vor krankem oder behinderten Kind,
- Sorge, dass dies das letzte Geburtserlebnis sein könnte,
- pathologische Beschäftigung mit dem Tod,
- Störung der Beziehung zur eigenen Mutter,
- Beziehung zum erstgeborenen Kind ist nicht ausbalanciert.

c) Störung des Geburtsweges

Eine reibungslose Geburt setzt optimale Geburtswege voraus. *Fehlstellungen und Blockaden im Bereich des knöchernen Beckens und Fehlspannungen der Beckenmuskulatur* können den Geburtsverlauf erheblich beeinträchtigen oder gar unmöglich machen. Ein daraus resultierender Geburtsstillstand ist somit als konstruktiver Stopp anzusehen, der eine Lösung des geburtsmechanischen Problems ermöglichen soll. Allerdings ist wie beim seelischen Verschluss der Geburtswege auch deren mechanische Störung im Kreißsaal oft nicht mehr zu beheben.

Deshalb müssen wir im Rahmen der Schwangerenbetreuung möglichst frühzeitig das Becken und die Körperhaltung der Frau beurteilen, um im Falle von Blockaden der Schwangeren entsprechende Therapieoptionen (Osteopathie, manuelle Therapie, Akupunktur, Moxa-Therapie, Cranio-Sacral-Therapie) zugänglich zu machen.

Insbesondere sollten wir dabei auf folgende Schwerpunkte achten:

- Beweglichkeit beider Ileo-Sakralgelenke (z.B. durch „Vorlauf-Test"),
- Prüfung der Elastizität der Mm. piriformes (z.B. durch Kraftvergleich bei der Innenrotation der Beine gegen einen Widerstand),
- Prüfung auf Fehlspannung der Mm. psoas maj. (Körperhaltung),
- Prüfung auf Fehlspannung der Ligg. teretes uteri (Palpation).

Kindliche Faktoren

a) Seelische Blockade durch Beziehungsstörung

Auch das Kind kann einen Geburtsstillstand aktiv herbeiführen und ihn ebenso aktiv beheben. Mit kleinen Haltungsänderungen vermag es einen

Geburtsfortschritt wirkungsvoll zu blockieren. Solch „störrisches“ Verhalten ist meist eine Reaktion auf eine Beziehungsstörung. Wir möchten an dieser Stelle betonen, dass nicht nur die Beziehung der Mutter, sondern ebenso auch die Beziehung des Vaters zum Kind einen entscheidenden geburtsdynamischen Faktor darstellt. Wenn sich das Kind „mutter- bzw. vaterseelenallein“ gelassen fühlt, kann es mit Abwehr und Blockade reagieren.

Die Lösung des Dilemmas kann in unserer immer wieder erhobenen Forderung nach ständiger Aufrechterhaltung und Wiederherstellung des Kontaktes zum Kind bestehen. Setzen diese Bemühungen erst während der Geburt ein, lassen sich die Versäumnisse während der Schwangerschaft oft nicht mehr beheben.

b) Körperliche Störung der geburtsdynamischen Aktivitäten

Wir haben von unseren Lehrern ein Geburtsverständnis erlernt, dass das Kind als ein passives Geburtsobjekt oder als eine Fruchtwalze versteht. In Wahrheit wirkt es jedoch durch ein ganzes Repertoire exzellent abgestimmter Reflexe aktiv an seiner Geburt mit. Diese Reflexe (asymmetrischer und symmetrischer Nackenstellreflex, Opisthotonus) können durch eine verspätete Hirnreifung oder durch neurologische Erkrankungen des Kindes gestört sein.

Darüber hinaus können mechanische Faktoren die aktive Beweglichkeit des Kindes einschränken:

- Platzmangel (z.B. großes Kind),
- eingeschränkte Bewegungsmöglichkeiten (z.B. bei Nabelschnurumschlingung),
- mangelnde plazentare Ressourcen (z.B. bei Plazentainsuffizienz).

Auch hier ist eine Lösung des Problems während der Geburt kaum möglich. Nur eine frühe Gesundheitsförderung durch eine innige Beziehung zum Kind, Haptonomie, Bewegungs- und Musiktherapie, Entspannungstherapien und ausgewogene Ernährung kann die motorischen Fähigkeiten des Kindes entwickeln.

Geburtshilfliche Faktoren

a) Planvolle Gebärhaltung

In vielen Kreißsälen erfolgt die Lagerung der Gebärenden nach dem Prinzip des „Ausprobierens". Dies halten wir für unzureichend und ggf. sogar für kontraproduktiv. Unser „Probieren" sollte sich auf die Rekonstruktion der Geburt mit Puppe und Beckenmodell beschränken. Dort ist sie nützlich und beim Geburtsstillstand sogar obligat. Dies setzt voraus, dass wir die jeweilige Lage des Kindes genau kennen. Wir halten deshalb die Möglichkeit einer sonographischen Objektivierung der aktuellen kindlichen Einstellung für äußerst wichtig.

Die Lagerung der Gebärenden sollte stets planvoll und überlegt erfolgen. Wir haben mehrmals erlebt, dass sich das Kind durch eine gezielte Lagerung (z.B. in der Simsschen Lagerung) aus einer hinteren Hinterhauptslage in die I. Vorderhauptslage gedreht hat.

b) Andere geburtshilfliche Faktoren, die den Geburtsfortschritt stören können

- Medizinische Invasion ohne hinreichende Begründung (Geburtseinleitung, Priming, Blasenprengung, Wehenmittelgabe, Spasmolystikagabe),
- Beziehungsstörungen im Kreißsaal (Hierarchie, Arzt/Hebamme, Schichtwechsel),
- Re-Inszenierung des *eigenen* Geburtsdramas der Hebamme/des Geburtshelfers: Es gibt Untersuchungen, dass professionelle Begleiter von Geburten unbewusst Situationen vermeiden und blockieren, die sie bei der eigenen Geburt traumatisch erlebt haben.

1. Teil: Mütterliche Faktoren

Sven Hildebrandt, Esther Göbel

Der geburtsmechanisch bedingte Geburtsstillstand

Die Kontinuität der kindlichen Beckenpassage kann gestört sein, weil die Wehenkraft nicht ausreicht (geburtsdynamischer Geburtsstillstand) oder weil mechanische Gründe den Geburtsprozess blockieren. Letztere müssen nicht zwingend durch Faktoren im mütterlichen Becken bedingt sein. Auch das aktiv an seiner Geburt teilnehmende Kind vermag durch eine einfache Veränderung seiner Körperhaltung eine Blockade zu provozieren.

Die Diagnose *fetomaternale Disproportion* gehört zu den beliebtesten Begründungen einer meist zum Kaiserschnitt führenden Stagnation der Geburt. Natürlich kann ein Kind nur dann das Becken passieren, wenn es tatsächlich durchpasst. Und tatsächlich kann die physiologische Harmonie der mütterlichen und kindlichen Proportionen gestört sein,

- weil eine mütterliche (z.B. Diabetes mellitus) oder kindliche Erkrankung (z.B. Hydrozephalus) vorliegt,
- weil sich die Schwangere falsch ernährt oder
- weil die Eltern des Kindes unterschiedlichen ethnischen Gruppen angehören.

Die Natur hat nicht vorgesehen, dass sich eine zierliche Japanerin in einen riesigen Wikinger-Norweger verliebt. Und auch auf die Ernährungskapriolen mancher Schwangerer in der McDonalds-Generation ist die Natur nicht eingerichtet. So ist es denkbar, dass eine Frau ein für ihre Statur unphysiologisches großes Kind in sich trägt. Dennoch sind aus unserer Sicht die meisten Diagnosen Fehlinterpretationen der tatsächlichen geburtsmechanischen Probleme. Der Grundsatz der prinzipiellen Stimmigkeit der mütterlichen und kindlichen Konstitution gehört nach wie vor zu den wichtigsten Annahmen unseres geburtshilflichen Denkens.

Somit sollten wir uns auf andere denkbare Ursachen geburtsmechanischer Blockaden konzentrieren, weil wir hier im Gegensatz zur Disproportion über Handlungsspielräume und Vermeidungsstrategien verfügen.

Die meisten von uns haben in ihrer Ausbildung ein Bild vom „Geburtsweg“ vermittelt bekommen, in dem das mütterliche Becken einem statischen Knochenring gleicht, durch das das Kind passt oder eben auch nicht. Dabei hätten wir spätestens beim McRoberts-Manöver zur Überwindung einer Schulterdystokie hellhörig werden müssen: Das einfache Beugen im Hüftgelenk vergrößert das Durchtrittsplanum um ganze 1,5 Zentimeter!

Leider haben weder McRoberts noch unsere Lehrer die Konsequenzen aus diesem Aufsehen erregenden Befund gezogen und die Frauen Jahrzehnte lang weiter in der geburtsphysiologisch absolut ungünstigen Rückenlage gebären lassen. Heute, im Zeitalter des MRT, beobachten wir staunend, dass sich die Conjugata vera der gleichen Frau im Liegen und im Vierfüßerstand um mehr als zwei Zentimeter unterscheidet (*Louven*). Damit beginnen wir endlich, das weibliche Becken als einen komplex zusammenwirkenden funktionellen Apparat aus Knochen, Gelenken, Bändern und Muskeln zu verstehen und den Einfluss dieser Faktoren auf das Geburtsgeschehen in die Handlungsstrategien einzubeziehen.

Die *Knochenstruktur des Beckens* ist der einzige Umstand, dem wir in der Regel hilflos ausgesetzt sind. Eine größere Exostose am Sitzbein kann beispielsweise ein absolutes Geburtshindernis sein, das wir allenfalls durch eine bei den Orthopäden während der Schwangerschaft äußerst unbeliebte operative Abtragung beseitigen könnten.

Ganz anders verhält es sich mit *Blockaden der iliosakralen Gelenkstrukturen*: Diese lassen sich durch eine gezielte klinische Untersuchung der Schwangeren frühzeitig aufdecken und durch verschiedene Therapieverfahren (z.B. Osteopathie) effektiv lösen.

Häufig führen *Fehlspannungen der Bänder* (z.B. Lig. teres uteri) **oder** *Muskeln des Beckens* (z.B. M. psoas maj. oder M. piriformis) zu Beeinträchtigungen der Geburtswege. Sie können durch chronische Fehlhaltungen z.B. bei sitzender Tätigkeit entstehen und den Geburtsfortschritt empfindlich stören. Auch diese lassen sich – wenn wir sie bereits während der Schwangerschaft erkennen – durch gezielte physioltherapeutische oder osteopathische Maßnahmen positiv beeinflussen. Aber auch im Verlauf der Geburt kann eine gezielte Reaktion auf derartige Fehlspannungen die geburtsmechanische Situation spürbar verbessern.

Damit sind wir bei der herausragenden Bedeutung der *individuellen Gebärhaltung* für das Gelingen der Geburt. Es gibt keine prinzipiell „guten“ und „schlechten“ Gebärpositionen, denn in seltenen Fällen kann die von uns soeben kritisierte Rückenlage genau die richtige Lösung zur Überwindung einer Blockade sin. Ebenso kann der sonst immer so hilfreiche Vierfüßerstand z.B. bei einer Vielgebärenden mit schlaffen Bauchdecken das Kind aus der Führungslinie „fallen“ lassen. Jede geburtshilfliche Situation braucht deshalb ihre individuell angepasste, planvolle Gebärhaltung.

Vielerorts ist eine Mentalität des „Probierens“ verschiedener Positionen verbreitet, die immerhin eine Verbesserung zur starren Rückenlage darstellt. Dennoch reicht dies unserer Meinung nach nicht aus. Wir sollten bei stagnierenden Geburten regelmäßig die genaue Lage, Haltung und Einstellung des Kindes in der aktuellen Beckenposition rekonstruieren und daraus eine gezielte Lagerung der Gebärenden ableiten. Dazu brauchen wir viel Erfahrung bei der Erhebung vaginaler und abdominaler Tastbefunde, und manchmal ist ein Ultraschallgerät im Kreißsaal von wirklichem Nutzen. In jedem Falle raten wir, mit einem Beckenmodell und einer Puppe die jeweilige geburtsmechanische Situation zu visualisieren, was die planvolle Lagerung deutlich erleichtert.

Wir verweisen hierzu auf äußerst hilfreiche Literatur, die wir im Anhang aufgelistet haben.

Silke Petermann

Spiraldynamik® zur Vermeidung von Geburtsblockaden

Die Spiraldynamik geht davon aus, dass sich der menschliche Körper im Laufe der Evolution den Anforderungen im Schwerefeld der Erde optimal angepasst hat. An der Anatomie des menschlichen Bewegungssystems kann man erkennen, wie die Natur diese Anforderungen bewältigt hat. Dabei sucht die Natur nicht nur effiziente Lösungen, sondern auch solche, die dem Erhalt und der Balance der Strukturen dienen.

Die Evolution vom Vierbeiner zum aufrechten Gang ist ein entwicklungsgeschichtlicher Meilenstein. Dreh- und Angelpunkt dieser Aufrichtung ist das Hüftgelenk. Die Position des Beckens veränderte sich dadurch aus der Horizontalen in die Vertikale.

Das Becken bildet damit das Fundament für den Körperstamm, alle inneren Organe und auch das heranwachsende Leben. Die Form des Beckens entspricht einer Schale. Der Beckenboden wird zum Boden dieser Schale. Während der Bewegung wirken Kräfte auf das Becken, die es absorbieren und weiterleiten muss. Ein fester knöcherner Ring wäre dafür fatal.

Die Natur hat zwei Hüftbeine in Spiralstruktur hervorgebracht, die vorn am Schambein über die Symphyse miteinander in Verbindung stehen und im hinteren Bereich über die beiden Iliosakralgelenke das Kreuzbein einschließen. Alle drei gelenkigen Verbindungen sind dreidimensional mobil. Diesem dreidimensionalen Bauplan entsprechen auch der Verlauf und die Anordnung der Bänder und der Muskulatur.

Die Spirale ist ein Strukturelement, das höchstmögliche Stabilität mit geringem Materialaufwand vereint. So ist die Spiralstruktur der Hüftbeine kein Zufall, sondern das Ergebnis der Herausforderung des aufrechten Gehens.

Auf die alternierende Bewegung des Gehens übertragen heißt das: Stabilität findet sich in einer spiraligen Bewegung des Hüftbeines auf der

Standbeinseite nach hinten, unten, außen – wobei das Hüftbein auf der Spielbeinseite eine gegensinnige Bewegung macht. Das ergibt eine fortlaufende Achterbewegung innerhalb des Beckens beim Gehen.

Was sind die Voraussetzungen für diese Bewegungsqualität?

Knöchern müssen Hüftgelenk und ISG sowie die Lendenwirbelsäule dreidimensional beweglich sein. Die Bänder und Muskeln brauchen Elastizität und Reaktionsbereitschaft, die wiederum vom Nervensystem stark beeinflusst werden.

Konkret heißt das: für eine gute Funktion braucht der Mensch ein ausgewogenes, elastisches Netzwerk aus Knochen, Bändern, Muskeln und Flüssigkeiten. Und über anatomisch sinnvolle Bewegungen schafft er genau dieses Gleichgewicht und erhält eine gute Becken- und Beckeneingeweidefunktion.

Der Schlüssel ist die Bewegungserfahrung. Sie ermöglicht dem System eine größere Variabilität, sich anzupassen, sowie den Bewegungsfluss und die Leichtigkeit zu erleben.

Für Schwangerschaft und Geburt sind dies die Voraussetzungen, damit das Kind ausreichend Raum für seine Entwicklung erhält und damit Geburtskomplikationen vermindert werden.

Für die Geburt sind Größe und Beweglichkeit des Geburtskanals wichtig. Da die Geburt ein komplexes, tiefes persönliches Geschehen ist, wird sie stark von emotionalen und psychischen Komponenten sowie Erfahrungen beeinflusst und zum Teil behindert. Gefühle wie Angst und Stress erhöhen die Muskelspannung enorm. Festgehaltene Muskeln führen zur Stagnation und können den Geburtskanal direkt blockieren.

Für die beiden Geburtsphasen, die Einleitungs- und Austreibungsphase sind zwei gegensätzliche knöcherne Bewegungskomponenten wichtig:

- *Out-flare-Bewegung:* das seitliche Öffnen der Hüftbeine oben und die Kreuzbeinaufrichtung in der Einleitungsphase.
- *In-flare-Bewegung:* das seitliche Öffnen der Hüftbeine unten und die Kreuzbeinkippung in der Austreibungsphase.

Blockaden können durch knöcherne gelenkige Fixierungen oder durch unelastische Muskeln entstehen:

1. Das Kreuzbein ist in Kippung nach vorn fixiert und engt damit den Durchmesser in den Beckeneingang ein.
2. Das Kreuzbein ist in Aufrichtung nach hinten fixiert und engt am Steißbein den Ausgang des Geburtskanals ein.
3. Die Hüftbeine sind fixiert und können damit, auch einseitig, den Ein- oder Ausgang einengen.

Muskulär sind alle Verläufe der Beckenbodenmuskeln „Out-flare-Muskeln“, d.h. sie behindern bei einer Fixation die Austreibungsphase. Die tiefen pelvitrochantären Muskeln, d.h. die Außenrotatoren der Hüfte, verbinden den Femur mit dem Hüftbein. Vor allem der M. obturator internus steht faszial direkt mit dem M. levatorani in Verbindung.

Überspannungen in diesem System behindern die Out-flare-Bewegung und damit die Einleitungsphase der Geburt.

Der M. piriformis setzt als einziger Außenrotator an der Vorderseite des Kreuzbeines an und kann deshalb bei der Bewegung des Kreuzbeines in Richtung In-flare-Stellung währen der Austreibungsphase hinderlich wirken.

Schwangerschaft und Geburt stellen eine große Herausforderung und Chance für den weiblichen Organismus dar. Mit dem Größenzuwachs des Kindes verändert sich die eigene Mitte. Häufig wird das Kind nach vorn gegen die Bauchwand abgelegt und nicht unterm Herzen getragen. Nicht selten fördert das eine Instabilität im lumbosakralen Übergang sowie Blockaden und eine Dysfunktion in den Ileosakralgelenken. Eine ganze Kette muskulärer und knöcherner Funktionsstörungen können folgen.

Die eigene Mitte auch in der Schwangerschaft zu leben, immer wieder zu suchen und diese Zeit als Wachstums- und Entwicklungszeit für sich selbst zu erfahren, könnte eine Vision sein.

Rhythmen begleiten unser Leben. Wir können sie nutzen, um etwas Essenzielles im Leben zu lernen: das „Loslassen“. Weil „Festhalten“ zu Stagnation führt. Das ist auf die Geburt und die Bewegung bezogen das Gleiche. Je nach individueller Voraussetzung geht es darum, über das Loslassen innere Bewegung spüren zu lernen, Zeichen des Körpers zu interpretieren und damit Achtsamkeit sich selbst gegenüber zu entwickeln.

Anatomisch sinnvolles Gehen erhält sowohl die Stabilität im unteren Rücken während der Zeit der hohen Belastung am Ende der Schwangerschaft als auch die dreidimensionale Beweglichkeit der Gelenke und Muskeln als Voraussetzung für eine komplikationsarme Geburt. Der Bewegungsfluss sorgt dabei für einen lebendigen Beckenboden und reaktionsbereite Außenrotatoren.

Renate Hochauf

Die Reinszenierung durchlebter Traumata im Geburtsprozess

Die Perspektive, die ich Ihnen, die Sie als Hebammen und Geburtshelfer tätig sind, zu diesem Thema anbieten kann, ist eine zunächst völlig anders erscheinende als die Ihrer sonstigen beruflichen Arbeit.

Sie helfen Kindern auf die Welt, indem Sie dafür fördernd auf Mutter und Kind einwirken, damit die Geburt so sanft und komplikationslos wie möglich vonstatten geht. Sie helfen, Geburtshindernisse zu vermeiden, zu vermindern oder ggf. auch durch einen Eingriff von außen zu lösen – zum Wohl der Mutter und des Kindes, gegebenenfalls sogar lebensrettend.

Ich möchte Ihnen die Geburtssituation aus einer anderen Sicht nahe bringen: als Therapeutin, die erwachsene Menschen begleitet, die unter unverarbeiteten Traumata leiden. Die inneren Probleme, Symptome und Reaktionen, die auf solche nicht integrierten Traumaerfahrungen zurückgehen, können sowohl das eigene frühe Geburtserleben betreffen als auch auf eine anstehende Geburt Einfluss haben.

Eines meiner Arbeitsfelder ist also die Traumatherapie, vor allem die Behandlung von Menschen, deren Traumatisierung schon sehr früh – das bedeutet vor, während und nach der Geburt – erfolgte. Aus dieser Perspektive, also aus der nachträglichen inneren Betrachtung heraus, konnte ich im Laufe der Zeit viel darüber erfahren, welche Bedingungen für eine Fehlverarbeitung früherer Extremerfahrungen, wie es auch eine Geburt sein kann, besonders bedeutsam sind.

Zum Beispiel habe ich erkennen können (und dies ist Ihre besondere und unterstützende Aufgabe), wie bedeutsam für das ganze Leben eine hilfreiche Unterstützung bei der Geburt sein kann. Damit meine ich nicht nur die Unterstützung für die aktuelle Geburtssituation, sondern auch, welche positiven (und negativen) Langzeitfolgen das Gelingen oder Misslingen einer Geburt haben kann. Aber es ist auch immer wieder beeindruckend mitzuerleben, welche oft rettende Rolle Ärzte und Hebammen in der inneren kindlichen Abbildung dieses Geschehens haben können – also real damals hatten.

Ich möchte – neben einigen theoretischen Ausführungen – auf ein solches Beispiel eingehen und dabei zwei Entwicklungslinien aus der Traumatherapie verfolgen:

Ein erwachsener Mensch kann infolge einer Geburtstraumatisierung lebenslang unter deren psychischen Folgenleiden leiden. Aber es kann für das Ausmaß dieser psychischen Folgen trotzdem sehr chancenreich sein, diese manchmal nur begrenzt beeinflussbaren Einflüsse zu mildern bzw. später nachholend zu verarbeiten. Einen weiteren Aspekt stellt die Frage dar, welche Folgen selbst erlebte Traumata auf den Verlauf einer Geburt im Erwachsenalter haben können.

Besonders zukünftige Mütter können gefährdet sein, aufgrund eigener Geburtstraumatisierung, aber auch infolge anderer Traumata eine komplikationsreiche Schwangerschaft und Geburt zu erleben.

Eine besondere Tragik in einem komplexen Traumageschehen auch für eine spätere Geburt haben sexuelle Traumatisierungen eines Kindes.

Zunächst möchte ich einige Erkenntnisse benennen, die erkennen lassen, wie sich das Gehirn des ungeborenen und neugeborenen Kindes mit Stresssituationen auseinander setzt. Ich werde kurz anreißen, welche Schritte der Verarbeitung in diesem Alter und später möglich sind, wie aus solchen Früherfahrungen seelische Störungen entstehen können. Dabei spielt eine besondere Rolle, welche Traumata später vor allem auf die künftigen Mütter einwirken können und über welche Wege Stresserfahrungen der Mütter auf die Kinder übertragen werden, auch und besonders in solchen Stresssituationen wie der Geburt – z.B. ausgedrückt in einem Geburtsstillstand.

Das zentrale Ergebnis einer inneren Bewältigung von Ereignissen, die eine existentielle, die eigenen Bewältigungsmöglichkeiten übersteigende Stressreaktion darstellen, ist eine innere Dissoziation. Diese stellt eine Zersplitterung der Ereignisfolgen für die traumatische Situation im inneren Erlebnis dar und soll den betroffenen Menschen vor einer inneren Reizüberflutung schützen.

Dissoziation als Abwehrleistung stellt also in jedem Lebensalter die zentrale Reaktion auf traumatische Erlebnisse dar.

Normalerweise werden einlaufende sensomotorische Informationen von der Amygdala geprüft und affektiv bewertet, im Hippocampus ganzheitlich zu einer inneren Wirklichkeitskonstruktion zusammengesetzt und kortikal gespeichert. Die rechtshemisphärisch emotionale Information und die linkshemisphärische Kontextabbildung schaffen ein inneres Bild, das von da an zu bisherigen Erfahrungen in Beziehung gesetzt werden kann, um neue Situationen zu prüfen und zu ordnen. Eine Integration dieser Erfahrungsspielräume ordnet sich als Symbolik in unserem Erfahrungsschatz.

Einlaufende Informationen aus Traumata werden von der Amygdala ab einem bestimmten Grad an Stressintensität blockiert und sofort zur Aktivierung subkortikaler Notprogrammen affektiv-handlungsorientiert beantwortet (Überlebensreaktionen zwischen Notwehr, Bewegungssturm und Totstellreflex). Infolge der Informationssperre ab einem bestimmten Punkt im Ablauf der traumatischen Handlung kann der Hippocampus nur noch ein dissoziiertes Abbild des Geschehens zusammensetzen. Kortikal entsteht das fragmentierte Bild einer abgebrochenen Handlung. Damit fehlt für diese Abbildung der Kontext in Raum und Zeit.

Deshalb wird subjektiv auch das Ende einer traumatischen Handlung vom Betroffenen nicht gespürt.

Diese Abbildung aktiviert sich später bei entsprechenden Reizgebungen so, als würde das Ereignis eben wieder ablaufen und dessen Ausgang noch offen sein. So kann es dann passieren, dass eine traumatisierte Person zwar weiß, jedoch nicht fühlen kann, dass sie den Unfall überlebt hat. Wenn Trigger die damals damit verbundene Todesangst aktivieren, fühlt sich die Person vom Tod bedroht.

Damit ergibt sich für abgebildete Traumaepisode die Tatsache, dass Teile des Vorgangs in unterschiedlichen Gedächtnissystemen und unverbunden miteinander aufgezeichnet sind.

Folgen wir diesem Vorgang, so bildet sich für die Gedächtnisepisode aus einem traumatischen Geschehen eine Ereigniskette von Wahrnehmungssequenzen ab, die aufgrund der unterschiedlichen affektiven Bewertung und dem zunehmenden Grad an Dissoziation gesetzmäßige Abbildungsmodalitäten aufweisen, deren Verständnis für das methodische Anknüpfen im Rekonstruktionsprozess von großer Bedeutung ist.

Die Methoden müssen an der Stelle des Informationsabrufes ansetzen, der infolge der inneren Entkopplung für den Zugang zum Traumaerleben notwendig ist.

Dargestellt an der Traumakurve bewegt sich der Entkopplungsprozess (zwischen kortikalen expliziten Strukturen und einer Bindung der Informationen im implizit-subkortikalen Gedächtnissystem) zunächst in einem Spektrum zwischen Angst-Panik-Aktivierung zur Einschaltung der Überlebensreserven. Solange noch Rettungschancen vorhanden sind, können infolge der Schmerzdämpfung Überlebensreserven erschlossen werden. Dies ist begleitet von erhöhter körperlicher Leistungsfähigkeit und beschleunigten Denkabläufen.

Bei Kontrollverlust blockiert die Amygdala den Informationsfluss. Es entsteht eine Blockierung des Körperschemas gegenüber höheren Gedächtnisfunktionen. Im Körper kommt es nach einer Extremspannung zur sensomotorischen Schockstarre und Erschöpfung. Psychisch entsteht über die Ausschüttung von Endorphinen – umso mehr, je näher die Schockreaktion einer todesnahen Erfahrung kommt – ein depersonalisierter Erlösungszustand. Dies schildern Patienten oft als „außerkörperliche Erfahrung“. An dieser Stelle fällt das Zeitempfinden zusammen.

Am Abschaltpunkt der Traumahandlung „reißt“ also die Wahrnehmung, bleibt subjektiv die Zeit stehen, während das Ereignis weiterläuft. Tritt die betroffene Person wieder in die Wahrnehmung ein, besteht für diesen Zeitabschnitt der Handlung eine kortikale Amnesie.

Dieser Vorgang bezieht sich auch auf die Abbildung von zum Trauma gehörigen Personen, im Falle aggressiver Handlungen sogenannter Täter-Introjekte, im Falle einer lebensrettenden Unterstützung aber prägender Helfererfahrungen.

In einer Traumaabbildung finden sich nicht Beziehungsqualitäten im symbolischen Sinne eines Objektbildes wieder, sondern selektive Eindrucksqualitäten der zugehörigen Personen. Trauma-Übertragungen stellen deshalb Äquivalente einer dissoziierten Personenwahrnehmung dar.

Die fragmentierten Sinneseindrücke von Täter-, Retter- oder neutralen Personen aus der traumatischen Gedächtnisepisode zeigen Sequenzen der ursprünglichen Traumahandlung an. Derartige Übertragungen müssen deshalb szenisch gedacht werden. Das heißt: Es besteht eine große Tendenz, sie in einer ähnlichen Situation fast punktgenau zu wiederholen. Das könnte für das Geburtsthema bedeuten: Wurde die eigene Geburt als traumatisch erlebt, haben sich sowohl Erfahrungen des Kindes als auch der Mutter in diesem inneren „Traumafilm“ fixiert und zeigen die Tendenz, sich in der Geburt des eigenen Kindes in der Mutter zu aktivieren und so bis hin zu einem ähnlichen körperlichen Geburtsverlauf zu übertragen.

Frühe Traumata – also solche, die in vorgeburtlichen und nachgeburtlichen Lebensphasen bis zum zweiten Lebensjahr einwirken – haben eine spezielle innere Abbildung und Bedeutung. Dazu würde in jedem Fall eine für das Kind traumatisch verlaufende Geburt zählen.

Dieser Zeitraum bestimmt sich dadurch, dass ab dem zweiten Lebensjahr im Gehirn besondere Leistungen möglich sind: die Fähigkeit zur Symbolisierung und die Möglichkeit, Erfahrungen im Langzeitgedächtnis zu bewahren und aktiv abzurufen.

Das macht es prinzipiell möglich, frühe Ereignisse in einer Ich-Struktur zu integrieren und mit Erfahrungen reflexiv und probehandelnd umzugehen. Das heißt: Eine bis dahin vorhandene innere psychische Sicherheit wird durch ein Trauma erschüttert, aber die Grundstruktur kann sich (je älter, desto besser) „dagegen“ positionieren.

Geschieht dagegen ein Trauma vor diesem Reifungszeitpunkt, ist die seelische Grund- und Gedächtnisstruktur noch nicht in der Lage, sich aktiv zu erinnern und Erfahrungen „dagegen“ zu setzen. Der Entwicklungsprozess befindet sich noch in der Phase der seelischen Struktur- und Gedächtnisbildung. Damit werden in dieser Zeit einwirkenden Traumata Teil dieser inneren Grundstruktur, die inneren seelischen Verarbeitungsmuster entwickeln sich als Ergebnis einer existentiellen Erschütterung.

Über den Zusammenhang der Verarbeitungsbesonderheiten von Interaktionserfahrungen und Reifungsphasen innerhalb der ersten beiden Lebensjahre hat die Säuglingsforschung wertvolle Ergebnisse veröffentlicht. Eine besonders wichtige Erkenntnis scheint zu sein, dass gesunderweise von Lebensbeginn an bei dem Kind die Fähigkeit zu ganzheitlicher Erlebensintegration vorhanden ist. Dies stellt die klassische psychoanalytische Sichtweise in Frage, nach der vermutet wurde, der Mensch beginne seinen frühen psychischen Erfahrungserwerb auf der Grundlage einer quasi angeborenen Spaltung positiver und negativer Erlebensaspekte. Dies kann als ein wesentlicher Faktor für die Entstehung struktureller Störungen angesehen werden. Da die Kernstruktur von dissoziativen Abwehrvorgängen betroffen ist, kann dessen Verursachung nur in deren Entwicklungszeiten gesucht werden. Diese liegen zwischen dem Beginn der Existenz bis etwa zum zweiten Lebensjahr, dem Reifen der Symbolisierungsfähigkeit. Eine weitere Differenzierung dieses Prozesses erstreckt sich bis zum sechsten Lebensjahr.

Die dissoziative Qualität struktureller Störungen kennzeichnet sie als chronische Traumafolgestörungen.

Folgt man den Aussagen der Säuglingsforschung, dann sind fixierte dissoziative und Spaltungsaspekte in der Kernstruktur als Artefakte früher Traumatisierungen zu sehen. Frühe Traumata können in die sich bildende Struktur nicht integriert werden.

Im Rahmen dieser Überlegungen können sie als Kern eines strukturellen Persönlichkeitsdefizits gesehen werden. Sie haben auch deshalb eine andere Einbildung in die Struktur als spätere Traumata, weil sie nicht eine funktionierende Welt erschüttern, sondern sich die Weltsicht über einer Erschütterung aufbaut.

Frühe Traumata fließen in therapeutische Prozesse – auch in die Arbeit an späteren Traumata – oft stumm als sensomotorische Matrizen ein und verhindern Integrationsvorgänge, da sie nicht ohne Weiteres thematisiert werden können.

Für jedes (auch spätere) Trauma gilt: Die Kerninformationen des Traumas fließen nicht in die kortikale Abbildung ein. Deshalb ist eine Symbolisierung der Episode nicht möglich. Spätere Traumata erhalten trotzdem eine relative zeitliche Einordnung des Geschehens, weil bereits eine fixe (Gedächtnis)Struktur vorhanden ist. Frühe Traumaerfahrungen sind hingegen in die Strukturbildung „nur“ im Sinne einer Traumakompensation „integrierbar“. Das Trauma ist Teil der Kernstruktur.

Gibt es im Leben einer Mutter sogar eine Traumatisierungskette von Extremerfahrungen aus verschiedenen Lebensaltern, können unter Stress – und die Geburt ist Hochstress – Traumaaktivierungen als komplexes Geschehen auftreten, weil die Abschaltpunkte der Traumata ohne Zeitachse im impliziten Gedächtnis getriggert werden.

Eine Geburt kann dann für die Mutter das Auslöseereignis sein, an dem sich mehrere traumatische Erfahrungen wie an einer Perlenkette aktivieren können – von der eigenen frühen Schwangerschafts- und Geburtserfahrung bis zu späteren Erlebnissen – z.B. kindlicher sexueller oder späterer gewaltvoller Partnererfahrungen

Dies soll an einem Fallbeispiel aufgezeigt werden.

Die Patientin stellte sich erstmalig nach der Geburt ihres Sohnes vor. Sie berichtete von einer schweren Geburt des eigentlich sehr gewünschten Sohnes, von einer langer Geburtsdauer mit letztlich eintretendem Geburtsstillstand. Sie sei dabei irgendwann völlig erschöpft gewesen und nicht mehr in der Lage „mitzumachen". Infolge der Situation sei es zu einer lebensbedrohlichen Situation sowohl für die Mutter als auch für das Kind gekommen. Sie selbst wisse es nicht genau, sie sei in der letzten Phase wie „weg" gewesen und habe nur noch daran gedacht, dass sie jetzt sterben werde – aber es solle wenigstens ihr Kind leben. Auch dieses sei in einem sehr bedrohlichen Zustand geboren worden (Sauerstoffmangel).

Obwohl schließlich alles gut gegangen sei, habe sich im Wochenbett eine schwere Depression eingestellt. Sie habe dann immer mehr Panikattacken bekommen und mehrere Monate in ständiger Angst gelebt, das Kind könnte sterben.

Zum Vorstellungszeitpunkt war das Kind bereits zwei Jahre alt. Die Angst um den befürchteten Tod des Kindes hatte sich für die Patientin vermindert, aber sie litt unverändert unter schweren depressiven Zuständen, vor allem aber unter unklaren Panikattacken.

Des weiteren schilderte sie Körperschema-Störungen, Zeiten völliger Leeregefühle und ohne jeden Anlass sowie unabhängig von Belastungen auftretende Muskelkrämpfe. Sie könne sich in solchen Situationen kaum bewegen. Die Muskelkrämpfe waren auch manchmal in der Therapiestunde sichtbar.

Dazu hatten sich unterdessen mehrere umschriebene Phobien gesellt.

Die Patientin hatte bis zu ihrer Erstvorstellung zur ambulanten Psychotherapie bereits einige Behandlungsversuche hinter sich. Eine medikamentöse Therapie war ohne wirklichen Effekt auf ihre Problematik geblieben. Sie hatte diese wegen der Nebenwirkungen wieder beendet.

Eine gute Vorbereitung und Problematisierung stellten allerdings zwei stationäre Therapien dar, die nach der Geburt des Sohnes erfolgt waren und ihr Verständnis für innere Zusammenhänge verstärkt hatten.

Zum Vorstellungstermin konnte die Patientin die Empfehlungen dieser stationären Behandlungen gut nutzen. Ihre sozialen Vorsaussetzungen für eine tiefer gehende Therapie waren günstig: Sie lebte in einer stabilen, allerdings sehr engen und von ihr als schützend erlebten Ehe, die an dieser Therapie sehr reifen und sich bewähren konnte. Auch beruflich war sie gut integriert. Sie arbeitete in ihrem Wunschberuf in einer Kindertagesstätte.

Ihre offizielle Kindheitsanamnese wirkte bereits tragisch: Sie sei bei den Großeltern mütterlicherseits aufgewachsen, ihre Mutter sei vier Wochen nach der Geburt in der Klinik an Eklampsie verstorben, an der sie schon während der Schwangerschaft gelitten habe. Die Wehen seien im siebten Schwangerschaftsmonat plötzlich losgegangen, es sei eine Noteinweisung in die Klinik erfolgt. Die Mutter habe während der gesamten Geburt schwere Krämpfe gehabt. Diese seien letztlich so eskaliert, dass man geglaubt habe, beide – Mutter und Kind – würden sterben. Das Kind sei nach der Geburt zunächst sogar aufgegeben, für tot gehalten worden. Man habe zufällig entdeckt, dass es doch noch Lebenszeichen von sich gegeben habe, und es in den Brutkasten gelegt.

Die Mutter habe in fast bewusstlosem Zustand entbunden, man habe gehofft, dass sie doch „durchkomme“. Sie sei leider aber nach einer kurzen Erholung nach vier Wochen im Krankenhaus gestorben – keiner wisse so richtig, weshalb. Alle medizinischen Bemühungen seien ohne Erfolg gewesen – so die offizielle, der Patientin später übermittelte Familiensicht.

Sie, das Kind, sei in dieser Zeit im Brutkasten gewesen. Man habe sie der Mutter ab und zu aufs Bett gelegt, in der Hoffnung, diese kehre darüber ins Leben zurück. Schließlich sei die Mutter in Gegenwart des Kindes gestorben, wie ihr die Großmutter später erzählte.

Ihr offizieller Vater sei der damalige Freund der erst 18-jährigen Mutter gewesen, der sich versucht habe, nach dem Tod der Mutter um das Kind zu kümmern, von den Großeltern aber ausgeschlossen worden sei. Deshalb habe sie ihren Vater erst als erwachsene Frau kennen gelernt.

Die Patientin habe bis zum vierten Lebensjahr bei den Großeltern gelebt, dann sei die Großmutter so krank geworden, dass sie das Kind nicht mehr betreuen konnte. Deshalb sei sie in die Familie einer Verwandten des Großvaters gekommen, dort liebevoll aufgenommen und großgezogen worden.

Sie habe ihre Schule gut absolviert, nach dem Abitur aber eine Erzieherausbildung begonnen, da sie sich ein Studium nicht zugetraut habe. Sie sei immer sehr ängstlich und unsicher gewesen, habe von jeher nicht viel Selbstvertrauen gehabt. In dieser Zeit der Ausbildung habe sie ihren Ehemann kennen gelernt und ziemlich rasch geheiratet, bald sei sie schwanger geworden. Während und nach der Geburt des sehr gewünschten Kindes sei die Panik in ihr losgegangen.

In der Therapie kamen allmählich Sachverhalte zur Sprache, die eine andere – rekonstruierte – Anamnese erzählen: Auffällig schien zunächst, dass sowohl die Mutter einen Geburtsstillstand (infolge ihres schwerwiegenden Krankheitszustandes) erlebte, der die Patientin fast das Leben gekostet hätte, als auch die Patientin selbst, als sie ihren Sohn gebar.

Zunächst rekonstruierte sich eine andere pränatale Geschichte, die durch Rückfragen bestätigt wurde. Die 18-jährige Mutter hatte – zu früh und außerehelich schwanger – in ihrer Not einen schwerwiegenden Abtreibungsversuch unternommen, den sie unter anderem mit krampfauslösenden Medikamenten in Angriff genommen hatte. Dies war offensichtlich nochmals im siebten Schwangerschaftsmonat unter dem Druck der drohenden Geburt geschehen, diesmal in suizidaler Absicht. Für die Krämpfe und letztlich wohl auch den den Tod der Mutter können also die Medikamentenfolgen als Ursache vermutet werden.

Aus der Rekonstruktion der Patientin selbst ergeben sich Hinweise darauf, dass das Kind, nachdem die Mutter verstorben und es zu den Großeltern gekommen kam, vom Großvater sexuell missbraucht und auch anderweitig misshandelt wurde. Es gibt sogar zwingende Hinweise darauf, dass dies auch der Mutter widerfahren war und dass die Patientin eventuell infolge einer Vergewaltigung ihrer Mutter durch deren Vater, also den Großvater der Patientin, gezeugt wurde.

Die schwere Medikamentenvergiftung und als deren Folge die induzierte Frühgeburt der Patientin – ihr „Fast-Tod“ – gruben sich während der Geburt tief in das Körper- und das emotionale Gedächtnis des Kindes ein. Als die Patientin dann selbst ein Kind zur Welt brachte, wirkten diese

Faktoren als Körpererinnerungen und schafften einen inneren Zustand, der in den Geburtsstillstand führte, den die Patientin in der Kinderposition selbst erlebt hatte – trotz der jetzt völlig anderen Lebenssituation der inzwischen erwachsenen Frau.

Das entscheidende emotionale Erlebnis der Patientin in ihrem Therapieprozess aber bedarf an dieser Stelle einer besonderen Würdigung: Sie erlebte in sich immer wieder Zustände, in denen sie sich wie eine Sterbende fühlte, keinen Lebenssinn mehr fand – gerade weil ihr reales Leben eigentlich keinen Anlass dafür bot und hinreichend „in Ordnung" schien. Sie kannte auch Zustände, in denen sie wie betäubt „erwachte", zu planen begann und in einer ganz fremdartigen Verfassung war.

Beide Zustände erlebte sie in der Therapie: den Zustand des Sterbens, des Erlöschens von Lebenssinn, den die Traumahandlung während der Geburt verkörpert, nach der das Kind scheinbar tot zur Welt gekommen ist, beiseite gelegt wurde, um der Mutter zu helfen – bevor letztlich von einer Hebamme entdeckt wurde, dass das Kind doch noch Lebenszeichen von sich gab. Dies hat der Patientin das Leben gerettet. Und es war für sie, die als ungewolltes Kind (fast) tot geboren wurde, eine erschütternde Erfahrung, dass ihr Lebenshilfe zuteil geworden war.

Diese Erfahrung war tief in ihr gespeichert, aber infolge der Traumatisierung nicht für sich im Leben abrufbar – bis dahin.

Die Patientin konnte besonders ihr Kontaktverhalten verändern, sich eher angenommen fühlen, so, als hätte sie nachträglich eine „Lebenserlaubnis" bekommen.

Die Verarbeitung dieser schwerwiegenden Traumata erlaubte es der Patientin zehn Jahre später, ein zweites Kind – ein Mädchen – ohne Geburtskomplikationen zur Welt zu bringen.

Justine Büchler

Hypnotherapeutische Denkansätze als mögliche Alternative zur Periduralanästhesie

„Von allen Körpern in der Natur wirkt auf den Menschen am allerwirksamsten der Mensch selbst."
Franz Anton Mesmer (1734-1815),
Begründer der modernen Hypnose

Es besteht unter Fachleuten wohl kein Zweifel, dass eine gut vorbereitete, motivierte, gesunde Frau gut gebären wird. Gut vorbereiten und motivieren können sollten Hebammen und auch Ärzte während der gesamten Schwangerschaft (korrekterweise auch schon vor der Schwangerschaft) und spätestens in einem entsprechenden Geburtsvorbereitungskurs.

Zentrales Thema der Geburtsvorbereitung ist oftmals sicherlich die Problematik des Geburtsschmerzes – und ich sage bewusst „Problematik", weil uns ja einerseits der elementare Stellenwert und die wichtige Funktion des Geburtsschmerzes bekannt sind, andererseits aber Schmerzen immer auch etwas Angst Einflößendes und Ungewolltes beinhalten.

Verena Schmid schreibt in ihrem Buch „Der Geburtsschmerz": „Das aktive Annehmen des Schmerzes bedeutet Arbeit, Suche und einen Lernprozess." Dies kann gelingen, es kann scheinbar gelingen, oder es kann nicht gelingen. Denn es gibt immer wieder die Situation, dass trotz guter Geburtsvorbereitung und intensiver Hebammenarbeit an einer bestimmten Stelle der Geburt einem oder mehreren der Beteiligten eine Periduralanästhesie als rettende Lösung erscheint. Und sobald der Gedanke daran gedacht ist, lässt er sich auch nicht mehr „wegdenken". Dabei soll hier nicht darauf eingegangen werden, aus welchen meist „tieferen" Gründen dieser Wunsch, dieses Verlangen oder dieser von außen eingebrachte Gedanke herrührt.

Auch wenn bei der Entdeckung und Lösung der bei so vielen Frauen vorliegenden „tieferen" Gründe die Hypnose ein guter Ansatz wäre, soll dies, wie gesagt, nicht der Schwerpunkt dieses Beitrags sein. Auch möchte ich hier nicht auf die Nach- und die vielleicht bestehenden Vorteile der Periduralanästhesie an sich eingehen. Es geht vielmehr um die beschriebene Situation, dass das theoretische Wissen, die archaischen Kräfte und die unterstützende Begleitung nicht ausreichen, um die Blockaden, die den Schmerz unerträglich machen, zu lösen.

Wie so oft scheint der Schlüssel hier in den Gegensätzen des „Konstruktiven“ zum „Destruktiven“ zu liegen. „Destruktiver“ Schmerz schaltet sich direkt in den wohlbekannten „Angst-Spannungs-Schmerz-Kreislauf“ ein. Es geht um den Umgang mit und letztlich um die Reduktion des „destruktiven“ Schmerzes – wenn also das „Annehmen des Schmerzes“ nicht oder nicht mehr gelingt. Die Hypnotherapie könnte zur Bewältigung dieser Situation, wenn sonst nur die rettende Periduralanästhesie möglich scheint, einen hilfreichen Ansatz bieten.

Zunächst will ich einige Überlegungen zur Hypnose im Allgemeinen anstellen, um dann auf die spezielle Anwendung in der Geburtshilfe zu sprechen zu kommen. Vorausschickend möchte ich dennoch erwähnen, dass sich die Anwendung der Hypnose in der Geburtshilfe in einigen Details unterscheidet. Es scheint mir dennoch wichtig, einige allgemeine Informationen zu geben.

Eine kurze, prägnante, allgemeingültige Definition von Hypnose zu geben, ist so gut wie unmöglich. Der Begriff „Hypnose“ ist nach dem griechischen Gott des Schlafes benannt: Hypnos. Als Sohn der Nacht hatte er den Zwillingsbruder Thanatos, den Gott des Todes. Der Sohn des Hypnos ist Morpheus, der Gott der Träume, der den Schlafenden in menschlicher Gestalt erscheint.

Schon vor 4.000 Jahren wurde in China eine hypnoseartige Therapie angewandt, ebenso in Indien, Ägypten und Griechenland. Natürlich finden sich in der Medizin verschiedener Naturvölker Trance- und Hypnosetherapien, und letztlich verwenden zahlreiche Kulturen der Vergangenheit und Gegenwart hypnotische Techniken zur religiösen Versenkung.

Dabei besteht bis heute eine Unklarheit bezüglich der begrifflichen und auch inhaltlichen Definition von Hypnose, Trance und den meisten damit zusammenhängenden Bezeichnungen. In dicken Lehrbüchern kann man die vielfältigsten Schulen und Entwicklungsrichtungen, Abwandlungen, Strömungen und so weiter recherchieren. Hinzu kommen unterschiedliche Verbreitungen und Weiterentwicklungen in Amerika, Europa und Russland.

Das Bild der Hypnose in der Öffentlichkeit ist immer noch geprägt durch unseriöse Showhypnosedarbietungen, in denen einige wenige Trancephänomene zur Effekthascherei vermarktet werden. Dabei zählt die Hypnose auch in Europa zu einem der ältesten Heilverfahren. In den letzten 50 Jahren hat sich die Hypnotherapie zu einem differenzierten Behandlungsansatz entwickelt, und die Effizienz der Hypnotherapie wurde in zahlreichen empirischen Studien nachgewiesen. Die Hypnose hat somit als therapeutisches Verfahren eine lange Tradition. Seit Jahrtausenden sind Suggestionen und Trance-Rituale wichtige Bestandteile von Heilungsprozessen.

Subjektiv wird der hypnotische Trance-Zustand vom Patienten in der Regel als Tiefenentspannung empfunden, wobei manchmal lebhafte innere Bilder und Gefühle zugänglich werden, die als wesentlich tiefer und realer wahrgenommen werden als im Wachzustand. Direkte und indirekte Suggestionen öffnen den Zugang zu verborgenen Fähigkeiten und unbewussten Potenzialen. Suggestionen werden in Trance leichter angenommen und können für Heilungsprozesse benutzt werden.

Der Patient erfährt in Trance, dass er über innere Ressourcen verfügt, von denen er vorher nichts wusste. Der hypnotische Tance-Zustand unterscheidet sich in den EEG-Mustern eindeutig vom Schlafzustand.

Im Unterschied zum Wachzustand ist das Erleben in einer hypnotischen Trance traumartig, also mehr in Bildern. Die Aufmerksamkeit ist nach innen gerichtet. Dadurch ist der Mensch empfänglicher für eine bildhafte symbolische Sprache bei der Suggestion, für Vergleiche und Analogien. Der Therapeut kann durch Suggestionen und Metaphern der inneren Realität des Patienten Impulse geben.

Die äußere Realität tritt für den Patienten in den Hintergrund. In Trance ist die unterschwellige Wahrnehmung geschärft. Auch im Wachzustand nimmt der Mensch viel mehr Informationen auf, als in unser Bewusstsein eindringen. In Hypnose wird mit solchen unbewussten Kommunikationsformen gezielt gearbeitet.

Ein weiteres Phänomen der hypnotischen Trance sind „dissoziative" Prozesse. Beispielsweise führt der Patient eine Bewegung unabhängig von seiner bewussten Wahrnehmung aus.

Die moderne Hypnose sieht den Patienten als Kooperationspartner und aktiven Gestalter seiner Trance-Prozesse. Es geht nicht darum, den Patienten zu manipulieren, sondern ihm Möglichkeiten zu eröffnen, latente Fähigkeiten nutzbar zu machen. Auch bleiben Therapeut und Patient während der gesamten Hypnosesitzung miteinander verbal und nonverbal in Kontakt.

In Trance treten gut erforschte physiologische Veränderungen auf. Dazu zählen die Erniedrigung der Muskelspannung, der Herzfrequenz und des Blutdrucks, eine regelmäßige, langsame Atmung, eine veränderte Aktivierung bestimmter Hirnareale, eine Abnahme des Stresshormonspiegels, Veränderungen im Blutbild sowie eine geringere Aktivierbarkeit von Reflexen. Hypnose ist in der Lage, physiologische Stressreaktionen zu beeinflussen. Sie kann eigenständig oder in Kombination mit anderen Verfahren zur Therapie von psychischen, psychosomatischen und körperlichen Störungen eingesetzt werden.

Bei dieser Beschreibung dürfte schon die Nähe zu Schwangerschaft, der Schwangeren, zur Geburt und der Gebärenden aufgefallen sein. Wir wissen, dass Schwangere sich in einer Phase der Umstellung auf hormoneller, physiologischer, sozialer und psychischer Ebene befinden. Die Zeit der Schwangerschaft ist gekennzeichnet von einer erhöhten Sensibilität, Offenheit und Verletzlichkeit.

Phyllis Claus – eine renommierte amerikanische Hypnotherapeutin, die seit vielen Jahren intensiv mit Schwangeren arbeitet – hat gesagt, man müsse eine Schwangere nur anstupsen, dann wäre sie in einer hypnotischen Trance. Diese Veränderung des Bewusstseinszustandes findet ihren Höhepunkt in der Geburt. Hormone – insbesondere die Endorphine – und die insgesamt starke Stimulation und Dominanz des archaischen Gehirns bewirken eine Verlangsamung der Gehirnwellen von Beta-Wellen zu Alpha-Wellen und in der fortgeschrittenen Eröffnungsphase auch zu Theta-Wellen. Diese Verlangsamung der Gehirnwellen erhöht die Integrationsfähigkeit, schärft die Sinne und die Gefühlswahrnehmung. Dadurch wird die Frau äußerst aufnahmefähig und somit sehr empfänglich für Suggestion. Diese Gehirnwellenveränderungen entsprechen genau den gemessenen Veränderungen unter Hypnose. Der hypnotische Zustand erreicht seine höchste Intensität in der Übergangsphase zwischen Eröffnungs- und Austreibungsperiode.

Solche Geburten hat sicherlich jede Fachkraft vor Augen, und dies sind oft auch die Geburten, an die man sich besonders gerne erinnert.

Es gibt einen sehr schönen kurzen Filmausschnitt, bei dem eine Wassergeburt gezeigt wird, bei der die Gebärende beispielhaft den tranceartigen Zustand während der Geburt zeigt („The Russian Waterbirth Project"). Man kann vor allen Dingen gut beobachten, dass die Frau sich nicht in einem schlafartigen oder abgespaltenen Zustand befindet, sondern sehr schnell und angemessen aus ihrer Trance auftauchen kann, um mit ihren umstehenden Kindern zu kommunizieren. Auch braucht man sich sicherlich keine Sorgen um das ungeborene Kind zu machen. Die Mutter ist mit ihrer Aufmerksamkeit nach innen gerichtet – und genau dieser Zustand wird, wie erwähnt, bei der Hypnotherapie erreicht.

Für die eingangs beschriebene „klassische" Situation, die eine Periduralanästhesie als hilfreich erscheinen lässt, kann man also vermuten, dass die Gebärende diesen physiologischen Trance-Zustand aus den unterschiedlichsten Gründen nicht erreichen kann – oder dass sie durch innere und äußere Umstände darin gestört wird. Damit bricht der Zugang zu den inneren Ressourcen zusammen, und es gelingt trotz der Bemühungen von allen Seiten nicht mehr, sich wieder darauf einzulassen. Dadurch tritt der Geburtsschmerz in seine destruktive Rolle, und wir sind wieder mitten im „Angst-Spannungs-Schmerz-Kreislauf".

Die Periduralanästhesie hätte in dieser Situation die Funktion, durch ihre Schmerz reduzierende Wirkung diesen Teufelskreis zu durchbrechen. Allerdings ist die Periduralanästhesie invasiv und damit auch potenziell gefährlich, von anderen „Nebenwirkungen" (wie erhöhten Raten an Fehleinstellungen, vaginal-operativen Geburtsbeendigungen und zusätzlichen Stress auslösenden Faktoren wie z.B. der Verlegung aus dem Geburtshaus in die Klinik, dem Wechsel der Hebamme usw.) ganz zu schweigen.

Wie schön wäre es also, wenn es uns auf anderem Wege gelingen könnte, die Gebärende wieder zu ihren inneren Ressourcen zu führen und somit vielleicht in manchen Situationen eine bessere Alternative zur

Periduralanästhesie zu haben. Nach allem, was bisher zur Wirkung der hypnotischen Trance bekannt ist, liegt der Einsatz dieser Technik in dieser Situation nahe. Dies ist durchaus keine neue Erkenntnis. Dass hypnotherapeutische Methoden in Deutschland bislang eher selten in der Geburtshilfe hinzugezogen werden, hat möglicherweise seine Ursache in falschen Vorstellungen zu diesem Verfahren. Viele befürchten, dass die Gebärende durch die Hypnose passiv in Trance liegen könnte nicht imstande sei, die Geburt voll mitzuerleben.

Dabei zielt die Hypnosetechnik in dieser Situation nicht auf eine induzierte tiefe Trance ab. Vielmehr sind die Schwangere und vor allem die Gebärende ja physiologisch hoch suggestibel – nur eben, wie oben erwähnt, manchmal nicht ausreichend oder anhaltend genug und nicht in möglichst angst- und schmerzfreier Verfassung.

Ziel der hypnotherapeutischen Geburtsvorbereitung ist die Unterbrechung des „Angst-Spannungs-Schmerz-Kreislaufs" durch die Frau selbst. Verdient gemacht hat sich in diesem Bereich der hypnotherapeutischen Geburtsvorbereitung Frau Dr. Hüsken-Janßen, die dieses bislang leider sehr männlich dominierte Feld als Frau und Expertin bearbeit. Ihr ist es gelungen, eine große Untersuchung mit acht deutschen Kliniken und knapp 200 teilnehmenden Frauen zu initiieren und abzuschließen.

Frau Dr. Hüsken-Janßen arbeitete dabei mit der so genannten hyporeflexogenen Methode nach Schauble. Diese stellt eine ganzheitliche und in sich schlüssige theoretische Konzeption sowie eine daraus abgeleitete praktische Methode dar. Sie wurde von Schauble an der University of Florida entwickelt und wird in den USA seit vielen Jahren u.a. auch in einer Spezialklinik in New York mit großem Erfolg eingesetzt.

Die HR-Methode basiert auf folgenden drei Grundsätzen:

1. Die Substitution negativ konditionierter Begriffe durch neutrale

Es wird eine so genannte Muster-Unterbrechung angestrebt, eine Veränderung oder Modifizierung des Angst-Schmerz-Spannungs-Kreislaufs: Wehen werden konsequent als normale Uteruskontraktionen, als Hart-Werden des Uterus-Muskels definiert, die nicht schmerzhaft sein müssen – ebenso wie andere physiologische Prozesse nicht schmerzen. Diese Konzeption wird mit den schwangeren Frauen konsequent angewandt, und zwar unter Hypnose. So kann auf das Schmerzerleben selbst Einfluss genommen werden.

2. Die Reduzierung des Erregungsniveaus durch hypnotische Trance
Dahinter verbirgt sich das oben beschriebene Phänomen der nach innen gerichteten Aufmerksamkeit und gleichzeitig die erhöhte Wachheit der sich in Trance befindlichen Frauen.

3. Beseitigung negativer Emotionen
Dieser Baustein setzt sich zusammen aus den Grundüberlegungen

- Wertschätzung der Frau,
- die zuversichtliche, optimistische Perspektive des Geburtsprozesses und
- das Ziel „glückliches Kind".

Das bedeutetfür die Frau, der Geburt mit großem Optimismus und absoluter Ruhe entgegenzusehen. Dabei betont Schauble, dass die HR-Technik die Frauen auf die Geburt vorbereite, es aber nicht erforderlich sei, dass sie während des ganzen Geburtsverlaufes in hypnotischer Trance bleiben. Obwohl sich jede Frau bewusst dafür entscheiden kann, während der Geburt in einen tieferen hypnotischen Zustand zu gehen, ist dies nicht unbedingt erforderlich. Dies entspricht unseren Vorüberlegungen, dass der physiologisch bestehende Geburts-Trance-Zustand in manchen Fällen blockiert sein kann und dann wieder aktiv herbeigeführt werden muss (z.B. durch eine Periduralanästhesie).

Die detaillierten Studienergebnisse von Frau Dr. Hüsken-Janßen können von Interessierten in ihrer Veröffentlichung „hypnotherapeutische Geburtsvorbereitung" nachgelesen werden. Grundsätzlich kann gesagt werden, dass in allen untersuchten Parametern die HR-vorbereiteten Frauen besser abschnitten als nicht HR-vorbereitete Frauen:

- Angst vor der Geburt,
- Schmerzen bei der Geburt,
- Dauer der Geburt,
- Komplikationen unter der Geburt,
- Befinden der Frau nach der Geburt,

- Befinden des Kindes nach der Geburt,
- Verhältnis Mutter zu Kind,
- Beurteilung der Geburt durch die Hebamme,
- Rekonvaleszenz,
- Gesamtbewertung.

Zur Umsetzung seines theoretischen Ansatzes entwickelte Schauble sein Hypnose-Protokoll, in dem der Geburtsprozess im letzten Drittel der Schwangerschaft wie in einem Probelauf mit den Frauen in der hypnotischen Trance durchlaufen wird. Damit wird die Geburt unbewusst in der Fantasie wie bei einem mentalen Training eingeübt, sodass die Realität der Geburt der Frau nahezu schon als bekannt und gekonnt erscheint.

Dabei kann man zusammenfassend sagen, dass Schauble in seiner HR-Methode den Wunsch der Frau nach Anerkennung ihrer besonderen Situation der Schwangerschaft, nach Bestätigung und Würdigung ihrer Leistung bei der Geburt sowie den Wunsch nach Anerkennung und Bewunderung ihres Kindes und ihren Wunsch nach Erleben des Mutterglückes utilisiert. Er nutzt ihn zum Zweck der Entwicklung und Vertiefung der hypnotischen Trance, der Entspannung und der informativen Vorbereitung, indem er ihr all dieses in Trance bereits zuspricht. Schauble überlässt die einleitende Tranceinduktion der die Geburtsvorbereitung durchführenden jeweiligen Therapeutin, bietet aber insbesondere in der zweiten Phase der Trancevertiefung eine ganze Reihe von Techniken an. Die Geburt wird zu der realistischen Geschichte vom Weg des Kindes durch den Mutterleib, bis es geboren ist

In der Geburtsvorbereitung wird die Vorstellung, dass das Kind da ist, quasi vorweggenommen, so dass die Mutter das in Wirklichkeit noch gar nicht geborene Kind zu sehen und seinen ersten Schrei zu hören vermag. Schauble arbeitet mit „Reframing“: Wehen sind keine Wehen, sondern Muskelkontraktionen. Und Muskelkontraktionen müssen nicht schmerzhaft sein. Die Schmerzlosigkeit der Muskelkontraktion wird an dem Bizeps-Experiment konkret körperlich erfahren und geankert. Die Frau wird bei schmerzhaften Uteruskontraktionen die „posthypnotische Suggestion“ aktivieren und in eine schmerzfreie Trance übergehen, aus der sie aber jederzeit wichtige Impulse wie beispielsweise den Beginn der Austreibungsperiode erkennen und wahrnehmen kann. Zur Anästhesie und zum Aufwachen wird ein Ritual eingeübt.

Die wichtigste Suggestion ist jedoch die Erfahrung der Frau in der vorbereiteten Trance: *„Es wird alles für Sie und ihr Kind gut gehen."*

Dieses einleuchtende Konzept wird durch seine Gesamtkonzeption des so genannten „Hypnose-Protokolls", in welches die einzelnen hypnotherapeutischen Techniken eingebaut sind, handhabbar und attraktiv. Das Protokoll wird aufbauend in 5-6 Sitzungen ab etwa der 30. Schwangerschaftswoche in Gruppen primär von ausgebildeten Therapeuten mit den Frauen bearbeitet.

Wenn es sich während der Geburt als sinnvoll oder notwendig erweist, können die Frauen die erlernten Selbsthypnosetechniken anwenden beziehungsweise mittels des Erlernten leicht wieder in den physiologischen Trance-Zustand zurückfinden. Es hat sich aber gezeigt, dass entsprechend der HR-Methode vorbereitete Schwangere an sich schon mit weniger Angst in die Geburt gehen und dadurch unsere „Periduralanästhesie-Situation" grundsätzlich seltener auftritt.

Durch eine Ausbildung von Hebammen in der HR-Methode könnten auch bei hypnotherapeutisch unvorbereiteten Frauen in der „Akutsituation" während der Geburt durch gezielte Techniken eine Durchbrechung des „Angst-Spannungs-Schmerz-Kreislaufs" möglich werden.

„Weisheit ist die Anerkennung der eigenen Grenzen.
Sie ist das Wissen um das rechte Maß in allen Beziehungen."
Paul Tillich (1886-1965),
evangelischer Theologe und Philosoph

Sven Hildebrandt

Der geburtsdynamisch bedingte Geburtsstillstand

Die Wehe zählt zu den großen Mysterien der Geburtshilfe. Unser Wissen über jenen geheimnisvollen Vorgang ist fragmentarisch – und unser Interesse, ihn zu ergründen, eher gering. Zweifelsfrei sind Wehen nützlich, denn ohne sie kann die Passage des Kindes in die extrauterine Lebenswelt nicht gelingen. Zugleich aber sind die Wehen oft Momente der Angst, der Anspannung, des Schmerzes und des Autonomieverlustes.

Was unsere Gebärmutter motiviert, sich während der Geburt rhythmisch und vor allem wohlgeordnet zu kontrahieren, bleibt ebenso ein Rätsel wie der Schlag unseres Herzens. Fest steht, dass es im Fundus uteri eine Art „Pacemaker" gibt, der das spiralig angeordnete Myometrium zu peristaltischen Kontraktionswellen veranlasst. Seine Aktivität ist Voraussetzung für einen kontinuierlichen Geburtsfortschritt

Aus unseren Lehrbüchern kennen wir zwei Arten der Wehenanomalie:

- die *Überaktivität*, den so genannten „Wehensturm", und
- die *Wehenschwäche*.

Letztere kann *hyperton* sein, wenn sich der Uterus in einer geburtsdynamisch wirkungslosen Dauerkontraktion befindet – ein geburtshilflicher Notfall, den wir nicht übersehen dürfen!

Weniger bedrohlich erscheint die *hypotone* Wehenschwäche – primär, wenn die Geburt gar nicht in Gang kommt (was nach einem vorzeitigen Blasensprung durchaus für bis zu 18 Stunden physiologisch ist), oder sekundär, wenn während der Geburt die Wehen stagnieren.

Die sekundäre hypotone Wehenschwäche ist der geburtsdynamische Kausalfaktor vieler Geburtsstillstände. Er stellt in der modernen Geburtshilfe eigentlich kein Problem dar, denn Wehen lassen sich ja heutzutage ganz einfach durch parenterale oder transnasale Oxytocinapplikation stimulieren.

Diese Alltagspraxis in den meisten deutschen Kreißsälen muss dennoch kritisch hinterfragt werden, denn die Wehenschwäche zählt zweifelsfrei fast immer zu den *konstruktiven Geburtsstillständen*. Das bedeutet: Eine Wehenschwäche muss als konstruktiver Stopp angesehen werden, mit dem der hochkomplexe Geburtsprozess auf irgendeine Störung reagiert. Das Kätzchen, das seelenruhig im Geräteschuppen seine Babys gebärt, wird sinnvoller Weise im Moment unseres Eintretens die Geburt stoppen, um sich schnell hinter dem Gerümpelhaufen verstecken zu können.

Insofern sollten wir jeder Wehenschwäche respektvoll begegnen, den Sinn dieser Krise ergründen und die zu Grunde liegenden Störfaktoren beseitigen. Fast immer werden wir fündig – und oft können wir durch einfache Maßnahmen die Bedingungen der Geburt spürbar verbessern. Das System der Geburt wird uns dies mit Wehen danken – mit echten, physiologischen Wehen. Die Oxytocinstimulation dagegen kann die Krise verschärfen und ist daher oft kontraproduktiv.

Mir ist bewusst, dass dieses Prinzip nicht immer gültig zu sein scheint. Manchmal haben wir den Eindruck, dass die Frau grade diesen kleinen „Schups" brauchen könnte, um die Geburt zu vollenden. Auch wenn ich nach wie vor für größte Umsicht im Umgang mit der Wehenstimulation plädiere, soll dieser Beitrag nicht jede Oxytocingabe kriminalisieren.

Wichtig ist, dass wir uns bei Vorliegen einer Wehenschwäche immer nach den möglichen Ursachen fragen und möglichst auf eine Lösung der Defizite hinwirken. Das wird nicht immer gelingen, sollte aber vor jeder Wehenstimulation zumindest versucht werden.

Häufigste **Gründe für** eine *Wehenschwäche* sind:

Erschöpfung: Oft verlangen wir von den Frauen Höchstleistungen. Es ist völlig normal, dass nach Stunden heftigster Geburtsarbeit eine Ermüdung eintritt, auf die wir mit einer Ruhepause reagieren dürfen. *Solange es keinen Anhaltspunkt für einen destruktiven Geburtsstillstand gibt, ist auch in der Austreibungsperiode eine Ruhepause erlaubt!* Wir halten es für falsch, dass in vielen Geburtseinrichtungen die Austreibungsperiode zeitlich begrenzt wird. Bei einem destruktiven Geburtsstillstand mit heftiger Wehentätigkeit gegen ein mechanisches Geburtshindernis und ausgeprägter Geburtsgeschwulst können 30 Minuten das Kind in Lebensgefahr bringen. Umgekehrt kann bei stabilen Verhältnissen (CTG, Fruchtwasser, Gesamteindruck) eine Ruhepause eine bis dahin desolate Situation wie durch ein Wunder stabilisieren.

Störung: Stören können

- die nicht frei gewählte, unsympathische Hebamme,
- die beim Schichtwechsel ablösende Hebamme,
- die bei der Visite eintretende „weiße Wolke“,
- Ärzte, „zweite“ Hebammen und andere „Fremde“ im Geburtsraum,
- Verlassenheit,
- der Partner,
- die Geräusche aus dem Nachbarkreißsaal,
- das Parfüm der Hebamme,
- das Gefühl, jederzeit könne jemand den Geburtsraum betreten,
- u.v.a.

Ängste: Oft erfahren wir erst im Nachhinein, welche Ängste die Wehentätigkeit blockiert haben. Und fast immer handelt es sich um unbewusst erlebte Ängste:

- Angst vor Schmerzen,
- vor Autonomieverlust,
- vor Intimitätsverlust,
- archaische Angst vor dem Tod (eigener Tod, Tod des Kindes)
- vor krankem/behinderten Kind,
- dass dies das letzte Geburtserleben sein könnte,
- Angst, das Leben mit dem Kind nicht zu bewältigen,
- Angst, die Liebe zum erstgeborenen Kind nicht teilen zu können,
- u.v.a.

2. Teil: Kindliche Faktoren

Claudia Köhler

Das Kind als aktiver Teilnehmer am Geburtsprozess

Eine Geburt ist ein Meisterstück an Kooperation zwischen Mutter und Kind sowie dem unterstützenden Team. Für Musiker ist es mit einem gelungenen Kammerkonzert zu vergleichen, für Sportler mit einer Überquerung eines Gebirgspasses. Für Tangotänzer ist es wie ein gelungener Tanz. Oder es ist wie ein wunderbarer Liebesmoment zwischen Mann und Frau.

Jeder „Schritt", jeder Zentimeter zählt. Die Beteiligten brauchen sich gegenseitig. Sie hängen voneinander ab. Manchmal ist der eine stärker und zuversichtlicher und ermutigt den anderen, und dann kehren sich die Kräfteverhältnisse bei der nächsten Wegpassage. Jedes Stück Weg hat eine bestimmte Bedeutung, und es ist für jeden Menschen unterschiedlich, was ihm leicht bzw. schwer fällt. Keiner der Beteiligten hat die Kontrolle. Sie wissen, wo das Ziel ist, wissen aber nicht, wie und ob sie es erreichen werden. Sie beflügeln sich gegenseitig auf unvorhersehbare Weise. Sie wachsen über ihre eigenen Fähigkeiten hinaus. Unter solchen Umständen geschehen Wunder, gibt es Glückseligkeit, eben ein Gefühl wie nach einem meisterhaften Konzert, einer Geburt, einer Gebirgspassüberquerung, einem Tanz oder nach dem Sex.

Wir, die anderen, die Kinder und die Babys bleiben aktiv,

- wenn wir unsere Kraft spüren (dürfen),
- wenn wir differenziert sind,
- wenn Platz für uns ist,
- wenn wir ein Stimmrecht haben,
- wenn wir gehört, vielleicht sogar verstanden werden,
- wenn man uns ernst nimmt,
- wenn wir uns wohl fühlen,
- wenn wir eingebettet sind in ein soziales Netz, Kontakt zu unserer wichtigsten Bezugsperson haben oder jederzeit erbitten könnten,

- wenn unsere primären Bedürfnisse gestillt sind (Essen, Schlaf und Geborgenheit),
- etc.

Wie können wir uns in die vorgeburtlichen Kinder hineinversetzen? Wie können wir sie hören und verstehen?

Versetzen Sie sich in die Situation des vorgeburtlichen Kindes. Übernehmen Sie seine Sichtweise. Was würden Sie sagen, könnten Sie sprechen? Wie würden Sie sich fühlen in einer engen Behausung?

Ich beschreibe nun eine erfundene Geburt aus der Sicht des Babys. Ich lade Sie ein, sich in das Erleben des Babys hineinzudenken – jedoch als professioneller Mensch, der eine Schwangere begleitet. Denken Sie sich nicht in das persönliche Erleben zu Ihrer eigenen Geburt ein. Das wäre in diesem Rahmen zu viel verlangt. Deshalb spreche ich über das Haus Ihrer besten Freundin und nicht über den Uterus Ihrer Mutter.

Stellen Sie sich vor, Sie wären im Haus Ihrer besten Freundin. Im Nachbarhaus lebt der Partner der Freundin. Die Freundin und Sie sind eins. Alle Stimmungen ihrer Freundin sind auch die Ihren. Ihre Stimmungen hängen auch sehr von den Begegnungen mit dem benachbarten Partner ab.

Sie tun und geben alles, um einen möglichst guten Kontakt zu Ihrer Freundin zu pflegen, damit sie Sie liebt. Wenn sie es manchmal nicht leicht hat, dann bewegen Sie sich wenig, um sie zu entlasten. Das ist beängstigend, denn während dieser Zeiten wird der Kontakt dünn oder rissig. Es gibt aber auch Zeiten, da scheint sie es schrecklich eilig zu haben, das Haus wird eng, die Stimmung ist angespannt. In solchen Situationen machen Sie sich schwer – so schwer wie es nur geht, als wären Sie aus Stein. Das lässt sie sich gefallen, und scheint dadurch langsamer zu werden.

Das Einzige, das Sie nicht hergeben, ist ihr Leben. Das stand schon zweimal auf dem Spiel: das erste Mal, als es um Leben und Tod ging, als Sie gerade frisch ins Haus Ihrer Freundin einziehen wollten, gab es einen noch besseren Freund an Ihrer Seite. Der hat sein Leben aufgegeben, das wollte er; diese Trennung war unbeschreiblich schrecklich für Sie – aber Sie wollten weiter wachsen und in das Haus Ihrer Freundin (Zwillingsverlust).

Das zweite Mal, als es um Leben oder Tod ging, waren Sie gerade neu im Haus Ihrer Freundin. Ihre Freundin konnte Sie als Gast noch gar nicht willkommen heißen. Sie versuchte sogar, Sie wieder los zu werden! Als Schutz haben Sie sich ganz verschlossen. Sie fassten einen schweren Entschluss, der hieß: „Ich schaffe das auch alleine". Sie verschlossen sich völlig, machten sich hart und klein.

Manche kleinen Menschen, die um Ihr Leben fürchten müssen, öffnen sich ganz und gar, machen alles mit, nehmen alles in sich auf, z.B., wenn statt Nahrung Alkohol und Nikotin kommen. Das ist in manchen Fällen die sicherere Strategie, um zu überleben. Aber das war bei Ihnen nicht so. Sie haben sich verschlossen.

Dann kam die Zeit, als sich Ihre beste Freundin freute, dass Sie eingezogen waren. Sie lebte mit Ihnen und genoss Ihren Besuch. Sie unterhielt sich mit Ihnen, spielte Ihnen Musik vor und streichelte Sie. Sie konnten sich entspannen, schlafen, sich bewegen und ganz schön schnell wachsen. Das Haus schien immer kleiner zu werden. Sie drehten sich so, dass der Kopf, der vorher oben, schließlich unten war. Ihr Körper füllte das Haus ganz aus.

Ihr Bauchgefühl sagt Ihnen, dass es so nicht weiter geht, dass Sie dort heraus müssen. Sie haben etwas Großartiges vor, nämlich sich auf einen unbekannten Weg zu machen, der große Veränderung bringen wird. Ihr Leben wird sich völlig verändern. Sie bereiten sich auf diesen mutigen Schritt vor. Es ist Ihnen alles zu eng und es wird nicht mehr lange dauern. Einige letzte Vorbereitungen, die Ihnen am Herzen liegen, wollen Sie noch erledigen.

Dann geht es los. Ihre engsten Freunde wissen Bescheid, sie haben ihnen Abschiedsgeschenke zukommen lassen, Glücksbringer für den abenteuerlichen Weg. Und sie sind sich gewiss, dass Sie gedanklich in Kontakt bleiben werden, dass Sie sie jederzeit anrufen könnten, kämen Sie in Not. Das Gute ist, dass sich ihre beste Freundin mit auf den Weg macht. Sie hat genau wie Sie das Gefühl, dass es zu eng wird. Sie ist auch bereit für das große Abenteuer.

Sie und ihre beste Freundin kommen gut voran auf der unbekannten Strecke. Sie sind aufmerksam, und ihre Reaktionen sind äußerst geschickt, um weiterzukommen und ihrer Freundin möglichst keine Schmerzen zu zufügen. Den Weg gibt Ihre Freundin vor. Sie geben sich hin und lassen sich führen, als hätte sie Sie in der Hand. Sie fühlen sich sicher und geborgen.

Bei der nächsten Wegstrecke merken Sie, dass irgendetwas nicht stimmt: Ihre beste Freundin scheint in Gefahr zu kommen. Ihr Kontakt wird rissig, die Luft und die Nahrung sind nicht mehr so reichlich. Sie fürchten um ihr Leben. Es dauert in Ihrer Wahrnehmung eine Unendlichkeit, bis die Freundin aus dieser Gefahr (vollständige Eröffnung des Muttermundes; die Freundin hatte Angst; es gab aber keine gegenwärtige Gefahr) heraus ist. Gott sei Dank. Der Kontakt ist wieder da, es gibt Luft und Nahrung, sie können sich wieder entspannen, und geschickt bewegen, um weiter zu kommen.

Sie sind schon ziemlich weit vorangekommen. Das Haus haben Sie bereits verlassen. Jetzt kommt so ein dunkler Tunnel. Ihr altes, vertrautes Leben gibt es nicht mehr – das neue ist noch nicht in Sicht. Das ist eine schwierige Wegstrecke. Sie sind unsicher. Es gibt kein Zurück. Jetzt wird es wieder schwierig, denn Sie wollen nicht weiter: das Bauchgefühl – es ist sehr unbehaglich. Es sagt Ihnen, gingen Sie weiter, setzten Sie Ihr bisheriges Leben aufs Spiel. Und in der Tat, es gibt Erwartungen von Ihrer Freundin, die sie nicht erfüllen können: Sie sind kein pflegeleichter Gast, obwohl Ihre Freundin sich das dringend erhofft, weil das größere Geschwisterkind bereits ein Schreikind war. Oder Sie sind nicht der Junge, der den Namen, des verstorbenen Bruders annehmen könnte. Oder Sie sollen den ersehnten Frieden und Sonnenschein in die Familie/Ehe bringen. Das ist zu viel verlangt. Es gibt viele Aufgaben, die Eltern aus ihrer Not heraus unbewusst dem Baby übergeben wollen. Oft sind es ungelöste Aufgaben, die auch schon die Generation davor getragen hat. Die Babys reagieren verschieden darauf, eine Reaktion könnte ein Geburtsstillstand sein.

Der Weg geht nicht weiter. Ihre Freundin quält sich, Ihr Überleben steht auf dem Spiel, wenn nicht klar ist, dass Sie akzeptiert und geliebt werden.

Plötzlich kommt überraschend jemand, der Sie zu früh abholt und Ihnen den eigenen Schritt in die neue Lebensphase abnimmt. Er gibt sogar den Weg vor, den Sie nehmen sollen. Alles geht atemberaubend schnell.

Sie verlieren die Orientierung. Das Ganze ist ein großer Schreck, eine herbe Enttäuschung und eine völlige Fremdbestimmung. Das Gefühl für die eigenen Grenzen, Absichten und Motivationen geht verloren. Der Kontakt zur Freundin reißt ab. Da kann einem doch der Mut abhanden kommen.

Was führt zur Passivität des Kindes?

- Es gibt seelische oder körperliche Schmerzzustände der Mutter, die das Kind passiv werden lassen. Woher weiß ich das? In den Seminaren zur vorgeburtlichen Geschichte für Erwachsene habe ich schon einige Menschen durch ihre frühesten Erfahrungen begleitet, die sich kaum trauten zu atmen, geschweige denn spontane Bewegungen zu machen, um das eigene Wohlbefinden immer wieder herzustellen – ganz normales Räkeln, das wir alle machen, wenn wir uns sicher und entspannt fühlen. Als ich sie immer wieder darauf ansprach, dass sie kaum atmeten, und ich auch die Vermutung immer wieder äußerte, dass sie nicht in einer bequemen Position säßen, sagten sie sinngemäß: „Ich wollte meiner Mutter nicht weh tun, denn sie hatte es schwer. Sie hatte sowieso schon solche Schmerzen. Sie war schwach, und jetzt auch noch ich! Ich wollte ihr nicht noch mehr Leid antun."
- Manches Kind möchte einen anderen Weg in die Welt nehmen, als die Mutter und/oder das Geburtsteam es vorsehen. Zum Beispiel ein Kind in der Steißlage: heute gibt es mehr Hebammen oder Ärzte als früher, die sich unsicher fühlen, wenn ein Baby „andersherum" heraus möchte. Diese Unsicherheit wird sich auf Mutter und Kind übertragen und zur Verzögerung der Geburt beitragen.
- Es kann auch zu Meinungsverschiedenheiten zwischen Baby und den Menschen draußen kommen: wenn es um den Zeitpunkt oder um die Geschwindigkeit der Geburt geht. Oder das Kind hat eigene Vorstellungen von seinen Bewegungsabläufen, den Drehungen, den Winkeln etc. Dadurch ist das Zusammenspiel zwischen Mutter und Kind gestört und der Verlauf der Geburt schwieriger.
- Drohender Kontrollverlust der Mutter wegen einer Bedrohung „von außen oder von innen" kann sich auf das Kind übertragen. Die Mut-

ter gerät in den Stress und verliert den Kontakt zu sich selbst und dem Baby. Dieser Kontaktverlust führt beim Baby zu großer Angst, Dissoziation (Schockzustand) und drohendem Kontrollverlust des Kindes wegen unerfüllbarer Erwartungen. Das Baby wird entweder passiv oder es blockiert den Verlauf der Geburt.

- Sowohl durch eine Vollnarkose, falls sie notwendig sein sollte, als auch durch die Periduralanästhesie lassen die Kontraktionen nach. Das heißt natürlich auch, dass das Kind nicht mehr so aktiv ist, wie die Natur es vorgesehen hat. Zum einen, da viele der Anästhetika die Plazenta passieren können, zum anderen über das Körperempfinden der Mutter.
- Dissoziation wird Mutter und Kind passiv werden lassen. Dieser Zustand kann in allen eben erwähnten Situationen auftreten, wenn eine Überforderung eintritt. Er muss nicht auftreten, denn Meinungsverschiedenheiten oder Angst sind völlig normal, können sogar bereichernd oder richtungsweisend sein.

Die Stressmatrix

Eustress ist eine gesunde Körperreaktion auf Belastungen. Dysstress dagegen eine destruktive Situation, die in einem gesetzmäßigen Zyklus abläuft: Idealzustand (Homöostase) → Aktivität/Wachsamkeit → Kampf/Flucht/Erstarren → Schock/Dissoziation

Wie können wir einen Weg finden, die Geburtsblockade zu lösen?

Wir können

- uns orientieren,
- für Sicherheit sorgen,
- in den Zeugenstand gehen,
- differenzieren,
- mit Kraftquellen versorgen,
- für Selbsterfahrung sorgen,
- eine Absicht haben,
- gute Geburtshaltungen vermitteln.

Bedingungen, um schwierige Situationen aushalten zu können, sind:

- Orientierung,
- Sicherheit,
- eigene Absicht,
- Differenzierung zwischen den Menschen und zwischen Gegenwart und Vergangenheit,
- das Einfordern bestimmter Verhaltensregeln:
    - Keiner tut sich weh – weder körperlich noch seelisch.
    - Wir gehen respektvoll miteinander um.
    - „Nein“ ist willkommen, respektiert und wird ernst genommen.

Warum ist es ratsam, dass Menschen (z.B. Hebammen), die junge Familien begleiten, Selbsterfahrung ihrer vorgeburtlichen und Geburtszeit machen?

Der Wunsch und das Engagement, Menschen zu begleiten, ist oft groß. Wie können wir unseren Einsatz am effektivsten und mit dem größtmöglichen Maß an Respekt gestalten? Wie können wir unsere Klientinnen stärken und ihnen einen mündigen, kraftvollen Weg durch die Geburt aufzeigen?

Je größer die Herausforderung, desto mehr Kraftquellen werden benötigt, um diese zu meistern. Eine Geburt ist eine sehr große Aufgabe für Mutter und Kind. Die Kraftquellen bestehen aus Beziehungen, Ereignissen, Dingen, Gewohnheiten etc., die uns stärken, bei denen wir auftanken, uns entspannen können. Wir fühlen uns durch die Kraftquellen kräftiger, zuversichtlicher, sicher und klarer.

Die Kraft, um Hindernisse zu überwinden, Geburten zu bewältigen, Krankheiten zu heilen, kommt letztendlich von innen. Das entspricht dem Konzept der craniosakralen Therapie. Die Aufgabe des therapeutischen oder medizinischen Begleiters ist, den Patienten zu stärken, damit er selbst seinen persönlichen Weg findet. In der craniosakralen Therapie stärken wir die „Potenz des cerebrospinalen Systems“, damit der Körper selbst Maßnahmen ergreift, um Beschwerden von Fieber über Migräne bis Gelenkbeschwerden zu heilen.

Das stärkste therapeutische Mittel auf diesem Weg ist die Empathie. Wenn ich meinen Patienten (oder seinen Körper) verstehe, mich einfühlen kann und mein Mitgefühl kommuniziere, stärke ich ihn maßgeblich, selbst Maßnahmen zu ergreifen, um das Hindernis zu überwinden. „Der Arzt erkennt, der Körper heilt sich" war ein Ausspruch von Dr. Randolph Stone (Polarity Therapie, die Lehre der Energien im Körper).

Aus der Physik ist bekannt, dass jedes System, dem Energie zugeführt wird, seine Strukturen verändert. Aufmerksamkeit ist Energie. Wenn ich also die Gedanken, Gefühle und die körperlichen Strukturen meiner Klientin verstehe, wird sich ihr System verändern. An diesem Punkt kommt uns zugute, dass der Körper grundsätzlich heilen will. Jeder Kratzer auf der Haut verheilt normalerweise ohne unser Zutun. Der Körper tut was er kann, um auf jeden Fall möglichst bald wieder seine natürlichen Dienste zu leisten. Entweder er findet einen Weg zu kompensieren, oder er heilt.

Jetzt wird deutlich, dass ich bei meinen Patienten immer zwei Aspekte gleichzeitig kennen lerne: Die individuellen Kraftquellen und möglicherweise die Faktoren, die Krisen auslösen. Die Faktoren also, die den Patienten aus der Ruhe bringen; ihn aktivieren. In meiner Arbeit werde ich stets darauf achten, dass mein Patient zwischen Aktivierung und Kraftquellen hin- und herschwingt. Nur so ist gewährleistet, dass ich effektiv geburtsbegleitend/heilsam arbeite. Alles andere wäre eine Unter- bzw. Überforderung sowohl vom Patienten, aber auch von mir.

So kann ich präsent bleiben, verstehen und mitfühlen. In mir geschehen Dinge auf körperlicher, geistiger und emotionaler Ebene im Zusammensein mit meinem Patienten. Oft taucht die Frage auf: „sind das meine Gefühle/Empfindungen oder die des Patienten?" Es sind *meine* Gefühle – ausgelöst durch den Patienten: Mein Mitgefühl.

Hier wird es wichtig, dass ich weiß, was ich schon erlebt habe und wie sich diese Erlebnisse in mir ausgewirkt haben. Manche Erlebnisse haben mich bewegt, oder sogar überfordert. Wie habe ich den Weg durch diese Krise gemeistert? Wie schaffe ich es, während der Erinnerung an schwierige persönliche Erinnerungen präsent zu bleiben und nicht wie damals in die Überforderung (Lähmung/Gefrieren, Schock) zu gehen?

Das alles spielt eine Rolle, wenn Sie eine Geburt begleiten. Sie werden persönlich berührt. Alle ihre Erlebnisse und Erfahrungen fließen in ihre

Arbeitsweise mit ein. Wenn Ihnen das bewusst ist und sie eigene frühe Traumata integriert haben, können Sie für Ihre Klientin präsent bleiben. Sie spüren *sich selbst* in Krisen, können eigene Kraftquellen mobilisieren. Sie bleiben im Kontakt, haben Mitgefühl und können es für Mutter und Kind kommunizieren. So dienen Sie Ihrer Klientin als Brücke über schwierige Abschnitte unter der Geburt.

Hat man kein Bewusstsein über die eigenen frühen Erfahrungen, wird man leicht überfordert bei einer Geburt. Dann neigen viele dazu, Lösungen anzubieten und unsere Klienten zu entmündigen, nur um möglichst schnell aus der schwierigen Situation wieder heraus zu kommen, um selbst wieder zu funktionieren.

In der Psychoneuroimmunologie beschreibt Dr. Joachim Bauer die Spiegelneurone: Jeder von uns hat sie schon zu spüren bekommen: plötzlich fühle ich mich ganz anders, wenn ich in der Gegenwart eines Menschen bin, den ich aber gar nicht näher kenne. Manchmal spannt sich alles bei mir an, und bei einem anderen Menschen fängt sofort mein ganzer Körper scheinbar an zu lächeln, ohne den Menschen genauer zu kennen. Das machen die Spiegelneurone, sie geben mir Nachricht über die Spannungszustände meiner Mitmenschen. Das nehme ich natürlich nur dann wahr, wenn ich überhaupt meinen Körper spüre.

Kommen wir zurück zu der Brücke, die ich für meine Klientin schlagen kann. Sie erlebt etwas Schwieriges. Ich entscheide mich bewusst für meine Kraftquellen. Ich gehe nicht undifferenziert mit in die Verspannung, die meine Klientin erfährt. Ich differenziere mich von ihrer Erfahrung und kann dadurch mehr Mitgefühl haben. Ich gehe in die *Ent*spannung. Die Spiegelneurone der Gebärenden lösen Entspannung in ihr aus. Sie hat dann Kraft, durch die Erinnerung oder das Ereignis zu gehen, ohne in die Überforderung zu stürzen.

So kann ich weiter führen, ohne von meiner Klientin überschwemmt zu werden. Ich ermögliche ihr, wieder ihre eigene Kraft zu spüren, die sie braucht, um ihr Hindernis zu überwinden, um ihre schmerzhafte Erfahrung zu „verdauen" bzw. zu integrieren.

3. Teil: Geburtshilfliche Faktoren

Sven Hildebrandt

Beziehungsbühne Kreißsaal – Der Einfluss psychodynamischer Effekte auf das Gelingen der Geburt

Kürzlich wartete ich auf dem Berliner Hauptbahnhof auf meinen Anschlusszug, als per Lautsprecheransage mitgeteilt wurde, der am Ostbahnhof eingesetzte ICE verspäte sich um fünf Minuten. In regelmäßigen Abständen wiederholte sich die Durchsage mit jeweils längeren Wartezeiten. Es war kalt und regnerisch, und meine Umsteigezeit in Wolfsburg schwand dahin. Bald betrug die Verspätung 45 Minuten, und ich fragte mich, ob ich in Wolfsburg überhaupt noch weiterkäme. Ich war nicht der einzige Frustrierte auf dem Bahnsteig. Mit mir ärgerten sich über hundert Reisende über die Deutsche Bahn.

Ich erzähle die Geschichte, weil sich auf dem Bahnsteig ein interessantes Spannungsfeld aufbaute. Jeder Reisende verarbeitete seinen Ärger auf ganz eigene Weise. Manche schimpften einsam vor sich hin, andere traten miteinander in Kontakt. Es entstand eine Gruppendynamik, die sich zunehmend gegen die Bahn im Allgemeinen und den armen, völlig überforderten Bahnsteigvorsteher im Besonderen richtete. Das nennt man in der Psychologie „Beziehungsbühne". Was sich auf dem Bahnsteig abspielt, hängt von ganz vielen Faktoren ab. Da sind zum einen die Persönlichkeitstypen der hier aufeinander treffenden Menschen. Eine bierselige Männertruppe, die auf der Bank einfach die nächste Fasche öffnet, wird wenig Probleme machen. Wenn aber drei Choleriker ihre destruktiven Energien gegen einen depressiven Bahnsteigbeamten richten, kann es richtig böse werden. Aber auch andere Faktoren spielen eine Rolle: Beispielsweise hätte eine empathische menschliche Stimme das Frustpotenzial deutlich besser mildern können als die unpersönliche Computerstimme, die sich wie zum Hohn auch noch per Wave-Datei entschuldigte. Weitere Faktoren sind dass Wetter, die Tageszeit und der Blutzuckerspiegel der Beteiligten.

Während der Geburt baut sich ein ähnliches psychodynamisches Spannungsfeld zwischen den Beteiligten Personen auf: Gebärende, Kind, Partner, Hebamme(n), Arzt/Ärztin/Ärzte.

Die „positive Energie" im Kreißsaal hängt bei jeder Geburt – insbesondere aber auch im Falle einer Komplikation – ganz wesentlich von drei Faktoren ab:

- von den *charakterlichen Grundimpulsen* bei jedem der Beteiligten, aus der sich eine *Ausgangskonstellation der Befindlichkeiten und Beziehungen* ergibt,
- von den *intrapsychischen Reaktionsmustern* aller Beteiligten auf Anspannungssituationen, die sich im Komplikationsfall zu einer *situationsspezifischen Gruppendynamik* ergänzen,
- von den *äußeren Rahmenbedingungen* der Geburtssituation.

Betrachten wir nun den Einfluss dieser Faktoren auf das Eintreten oder Bestehenbleiben eines Geburtsstillstandes. Nach dem Lehrmodell der „Beziehungsgeleiteten Geburtshilfe" spielt die Beziehungskonstellation im Geburtsraum eine entscheidende Rolle für das Gelingen der Geburt. Dies bezieht sich in erster Linie auf die Stabilität des psychosozialen Beziehungs- und Bindungssystems der Frau und ihres Kindes, denn die Geburt als archaischer Akt benötigt im Grunde keine Hilfe von außen. Insbesondere die Anwesenheit des Mannes ist ursprünglich nicht vorgesehen und wird von so gut wie keiner menschlichen Kultur praktiziert.

Wir begrüßen ausdrücklich die Bereitschaft vieler Männer, an der Geburt ihres Kindes teilzunehmen. Aber wir wissen auch, dass die Anwesenheit des Partners unter Umständen problematisch sein kann. Nicht wenige Geburtsstillstände gehen direkt oder indirekt auf den Partner zurück.

Die Hebamme dagegen gehört seit Menschengedenken zum System der Geburt. Deren Anwesenheit darf durchaus als archaisch angesehen werden, denn alle Primaten suchen den Beistand geburtserfahrener Weibchen. Und doch birgt die Qualität der Beziehung zwischen der Gebärenden und ihrer Hebamme jede Menge Potenzial, den Geburtsverlauf zu blockieren.

Noch gravierender ist der ärztliche Einfluss auf das Geburtsgeschehen. Ärzte stellen in aller Regel einen Fremdfaktor im System der Geburt dar.

Die Art und Weise, wie sie sich in das Geburtsgeschehen einbringen, ist von ganz entscheidender Bedeutung für den Erfolg der Geburt.

Letztlich bergen die äußeren Rahmenbedingungen zahlreiche Gefahren für die Kontinuität der Geburt. Wenn wir uns an die Kreißsäle der 70ger Jahre erinnern, fragen wir uns zurecht, wie damals überhaupt Kinder geboren werden konnten. Atmosphäre im Kreißsaal ist aber mehr als gemütliche Einrichtung. Dazu gehört zum Beispiel, wer und in welcher Weise den Geburtsraum betreten darf. Bei den freiberuflichen Hebammen stellt das Handy einen handfesten Störfaktor für die Geburt dar.

Weitere wichtige Störfelder sind:

- Schichtwechsel,
- Mehrfachbetreuung,
- positive oder negative Energien vorangegangener Geburten,
- Zeitvorgaben z.B. zur Begrenzung der Austreibungsperiode,
- einrichtungsspezifische Routinen wie z.B. die vaginale Untersuchung durch den Arzt.

Mit den nachfolgenden Regeln zur Prophylaxe von Geburtsstillständen möchte ich die Einflussfaktoren von Hebammen und Ärzten auf mögliche Blockaden der Geburt zusammenfassen:

1. *Qualität der Schwangerenbetreuung*: Alle genannten Faktoren sind von größter Bedeutung für die Geburt. Eine umfassende Anamneseerhebung, die ausdrücklich auch diese Faktoren einschließt, muss obligater Bestandteil der Schwangerenbetreuung werden – und zwar in der Frühschwangerschaft, da oft eine komplexe Therapie notwendig wird.

2. *Individuelle Geburtsvorbereitung* im Sinne der beziehungsgeleiteten Geburtshilfe: Die Geburt ist ein auf Erfolg ausgerichteter, archaischer Moment, eine Sternstunde im Leben der Frau. Natürlich dürfen Geburtsvorbereitungskurse nach einem standardisierten Programm ablaufen. Aber wir sollten nie die individuellen Bedürfnisse, Ängste und Vermeidungen der einzelnen Frau und vor allem auch ihres Partners aus dem Auge verlieren.

3. *Keinerlei geburtseinleitende Maßnahmen* ohne zwingende Indikation. Hierzu werde ich später ausführlich Stellung nehmen. Jetzt nur so viel: Die Geburtseinleitung ist der schwerwiegenste Eingriff in die Physio-

logie der Geburt und disponiert in besonders hohem Maße zu Störungen der Geburtsdynamik.

4. *Geschützter Raum* für die Gebärende: räumlich, zeitlich und personell. Verbot des Zutritts zum Geburtsraum für Personen, die nicht ausdrücklich zur Geburt eingeladen wurden.

5. *1:1-Betreuung* durch eine Hebamme, kein Schichtwechsel

6. *Freie Beziehungsbahnung* zur Hebamme lange vor der Geburt

7. Bei regelrechten Geburtsverläufen obligat *hebammengeleitete Geburtshilfe*

8. *Klares Verständnis und eindeutige Absprachen* für die Einbeziehung ärztlicher Geburtshilfe

9. *Verhaltensregeln* für alle „geburtsfremden" Personen

10. *Kein Eingriff in die naturgegebene Geburtsdynamik* – insbesondere im Falle einer Wehenschwäche

11. *Verbot der Amniotomie*: Die Situationen, in denen eine Blasensprengung ungefährlich und damit erlaubt ist, kommen äußerst selten vor. In den meisten Fällen disponiert die Amniotomie zu schwer wiegenden Geburtskomplikationen.

Baldur R. Ebertin

Autobiografisch bedingte Vermeidungen im professionellen Handeln von Hebammen und Geburtshelfen

Als ich vor einigen Monaten den ehrenvollen Auftrag erhielt, zu dem vorstehenden Thema zu sprechen, überlegte ich mir lange, was ich als Psychotherapeut hierzu beitragen könnte – schließlich bin ich keine Hebamme. Inzwischen wurde mir klar, dass eine Reihe von Facetten hierzu aus meiner Sicht beigetragen werden können, wenn wir über den üblichen Erfahrungskreis hinaustreten und die Grenzgebiete unseres Wissens einschließen. Deshalb beginne ich mit den Archetypen im Sinne von Carl Gustav Jung, greife dann den Archetyp „Hebamme" mit allen seinen Facetten heraus und gehe dann von der mehr psychologischen Betrachtung über bis in den Raum der Grenzgebiete, der Reinkarnation.

Die Archetypen (C. G. Jung)

Bekanntlich stellte Jung bei der Betrachtung der Menschheitsgeschichte Ähnlichkeiten in den Kulturen und Zeitaltern in Bildern, Mythen, Sagen, Märchen, Träumen, Fantasien fest, die als eine Art Urbilder, Urerfahrungen, Grundmuster instinktiven Verhaltens angesehen werden können.

Beispiele auf der menschlichen Ebene sind männliche Urmodelle wie Mann, Vater, Held, Priester, Heiler, Schamane und weibliche Urmodelle wie Frau, Mutter, Priesterin, Heilerin, Verführerin, Hexe.

Beispiele auf der Ebene der Mythen, Sagen, Märchen sind Drachen, Ungeheuer, Riese, Zwerg, Fabelwesen, Elfe, aber auch die Urerlebnisse Erde, Wasser, Himmel.

Die dreizehn Archetypen der Frauen (Elisabeth Davis)

In ihrem Buch „Im Kreis des Lebens – Die dreizehn Archetypen der Frauen“ erwähnt die Autorin die folgenden weiblichen Archetypen:

- *die Unschuldige*: Tochter, Jungfrau, Blutsschwester;
- *die Nährende*: Hebamme, Mutter, Geliebte;
- *die Starke*: Amazone, Matrone, Priesterin;
- *die Weise*: Zauberin, Alte Weise, Dunkle Mutter.

Über die Rolle der Hebamme führt Davis in ihrem Buch „Kreis des Lebens“ u.a. aus:

> *„Die Hebamme entspricht ebenso der Rolle der Lehrerin und Vermittlerin, denn sie weiß aus erster Hand um die Verwandlung, die eine Geburt (die Geburt eines Kindes oder des eigenen kreativen Selbst) mit sich bringt, und ist nun in der Lage, anderen Frauen während dieses Prozesses zur Seite zu stehen …*
>
> *Es ist schon bemerkenswert, dass zu Zeiten der Inquisition und der darauf folgenden Periode der `Hexenverbrennungen` vor allem die Hebammen Folter und Tod zu fürchten hatten. Durch das Heilen im Einklang mit der Natur, geführt von intuitiven Einblicken und vertraut mit der Weisheit des Körpers, stellte die Hebamme eine ernstzunehmende Bedrohung für das Patriarchat dar – und das hat sich bis heute nicht geändert …*
>
> *Da sie in engem Kontakt steht mit der weiblichen Art, Wissen zu erlangen, ist sie oftmals auch eine Expertin in der Frauenheilkunde, Kräuterkunde, bei Massagen und anderen Heilkünsten. Und doch stecken viele Hebammen in ziemlich vertrackten berufspolitischen und/oder politischen Situationen fest. Es ist diese überaus intime Ebene, auf der die Hebamme ihre Arbeit verrichtet, die sie so besonders macht.“*

Greifen wir das Wort „Hexenverbrennung“ heraus, dann gewinnen wir einen Zugang zu den Leben und den Erfahrungen der Hebammen in früheren Jahrhunderten – und ich will hierzu später einige Erfahrungen aus dem Bereich der Reinkarnations-Therapie nennen. Ein weiterer Zugang hierzu ergibt sich, wenn der folgende Satz aus dem *Malleus Maleficarum*, dem Handbuch der Inquisition, zitiert wird:

> *„Niemand vermag der katholischen Kirche größeren Schaden zuzufügen als die Hebammen."*

Aber auch in ältesten Zeiten der menschlichen Kultur waren die Hebammen immer wieder der Gefahr für Leib und Leben ausgesetzt. So berichten historische Schriften aus der Zeit der ägyptischen Pharaonen. In Romanform ist das Buch *„Mirjam"* von Eveline Goodman-Thau zu nennen. Darin ist ein möglicherweise fiktiver Brief Mirjams an ihren Bruder Mose zu finden. Daraus ein Zitat:

> *„Lieber Mose, endlich, nach langen Jahren des Schweigens habe ich beschlossen zu reden. Ich, Deine Schwester Mirjam, diejenige, die Dein Leben gerettet hat, so dass Du ein großes Volk aus dem Sklavenhaus Ägyptens führen sollst – ein Volk, das ein `Licht für die Nationen` werden soll, schreibe jetzt einen Brief an meinen Bruder.*
>
> *Unsere gemeinsame Geschichte fängt ja an in Ägypten. Unsere Familie war aus dem Haus Levi; ich war die älteste Tochter, die Erstgeborene. Das Leben in Ägypten war schwer; König Pharao zwang uns unbarmherzig zum Dienst. Das Schlimmste war aber der Befehl an die jüdischen Hebammen:*
>
> *‚Wenn es ein Sohn ist, so tötet ihn; ist es aber eine Tochter, so laßt sie leben.'*
>
> *Töchter wurden nicht geschätzt, sie waren keine Gefahr für den König … Frauen kann man leicht unterdrücken, dachte er. Wenn es keine Männer gibt, um ihnen zu helfen, werden sie für immer und ewig Sklaven in Ägypten sein …*
>
> *Die Hebammen aber verstanden ihre Aufgabe ganz anders. Sie wussten, dass es die Frauen sind, die das Leben bewahren müssen und retteten also die männlichen Kinder vor dem Tod. Es war der erste Anfang des Aufstandes in Ägypten, der erste Protest ge-*

gen Unterdrückung und Unrecht gegen die Menschheit. Dieser erste Protest, aus eigener Sicht, ohne Vorschrift von Gott, wurde ausgeführt von Frauen. Die Hebammen, Schifra und Pua, brachten ihr eigenes Leben in Gefahr, um die neugeborenen Söhne zu retten. Aber, nur Gott erkannte ihre Tat. Die Familien fanden es ganz selbstverständlich, dass dies die Aufgabe der Frauen war: das Natürliche zu tun, ohne viel Aufwand – ohne zu erwarten, dass man in dieser Welt eine Belohnung dafür bekommt. Ich kann mich nicht erinnern, dass man je davon gesprochen hat. Eigentlich wurde immer angenommen, dass die Hebammen doch nichts damit zu tun hatten; dass sie immer, wenn es ein Sohn war, zu spät kamen und dass die Mütter schon längt ihre Kinder allein auf die Welt gebracht hatten: Nur Gott wusste aber die Wahrheit …

Da Pharao die Männer als eine Gefahr für sein Reich sah, und die Frauen als schwach und ungefährlich, übernahm auch unsere jüdische Gemeinde dies als natürlich. Ich kann mich erinnern, dass ich öfters über diese Sachen nachgedacht habe …“

Aber auch in jüngster Zeit wurden die Hebammen bedroht, zuletzt während des „Dritten Reichs“. So sollten sie mithelfen, „unerwünschtes minderwertiges Erbgut“ aus dem „Volkskörper“ auszuscheiden und kleinste Missgestaltungen den Behörden zu melden.

Heute bringen sich muslimische Hebammen in Gefahr, wenn sie gegen die Beschneidung afrikanischer Migrantinnen auftreten.

Aber zurück zu unserem heutigen Thema. Dazu gehört ein Erscheinungsbild, das wir vor allem in helfenden und heilenden Berufen gehäuft vorfinden, das Helfer-Syndrom.

Das Helfer-Syndrom

In einem Beitrag der Hebamme Beate Switala mit dem Titel „Helfersyndrom, Stress und Burn-out-Syndrom“ ist ein aufschlussreicher Hinweis für unser Thema zu finden:

„Nach einer repräsentativen Umfrage der AOK im Jahr 2000 leiden bis zu 25% aller Erwerbstätigen in Deutschland an einem Burn-out-Syndrom … Diejenigen, die sich einen helfenden und heilenden Beruf aussuchen, sind ohnehin schon häufig vom Helfersyndrom motiviert. Und das Helfersyndrom prädestiniert uns für das Burn-Out-Syndrom …

Beim Thema Burn-out geht es nicht allein darum, dass wir für die von uns betreuten Frauen gut informiert sind, um sie besser unterstützen zu können. Es geht auch darum, wie wir mit uns selbst umgehen, mit uns selbst als Hebammen, mit uns selbst als Helferinnen …“

Das Burn-Out-Snydrom bei Hebammen

B. Switala weist darauf hin, dass in der Anfangsphase dieser Symptomatik eine Reihe von Warnsymptomen auftreten können. Dazu gehören:

- vermehrtes Engagement,
- Hyperaktivität,
- freiwillige und unbezahlte Mehrarbeit,
- Gefühle von Unentbehrlichkeit und nie Zeit zu haben,
- Verneinung eigener Bedürfnisse,
- zunehmender Eindruck von Misserfolgen und Enttäuschungen,
- körperliche Erschöpfung, Unausgeschlafenheit, chronische Müdigkeit,
- Energielosigkeit, erhöhte Unfallgefahr.

Je mehr sich das Burn-out-Syndrom bei Hebammen entwickelt, desto mehr zeigen sich Merkmale wie:

- reduziertes Engagement,
- Desillusionierung vom Beruf,
- negative Einstellung zur Arbeit.

Die Symptomatik kann sich letztlich steigern in:

- Emotionale und impulsive Reaktionen,
- Schuldzuweisungen an andere Personen,

- Phasen der Depression,
- verringerte Belastbarkeit,
- Angst vor Prestigeverlust, Einschränkung der Kompetenzen, Resignation.

Diese und viele andere Zeichen von Belastung und Überbeanspruchung haben jedoch nach psychologischer und psychotherapeutischer Erfahrung nicht nur Hintergründe in der beruflichen Aufgabenstellung, sondern sie können weit in die Kindheit und Jugend zurückreichen.

Die Art der Erziehung, das Erleben von Lob, Tadel und Strafe, immer wieder verwendete Ausdrücke bis hin Kränkungen und Verwünschungen können erfahrungsgemäß im Laufe des Lebens eine fatale Wirkung haben und sich in körperlichen und seelisch-geistigen Erkrankungen niederschlagen.

Kränkungen, Reaktionen auf Kränkungen und Redensarten

Eine Reihe von Beispielen für Kränkungen und die möglichen Reaktionen hierauf, die natürlich nicht nur Hebammen belasten, sondern auch viele andere Menschen, sollen das Gesagte verdeutlichen:

Beispiele für Kränkungen – nicht nur für Hebammen:
- „Was kann man von dir schon erwarten!“
- „Du bist doch sowieso viel zu blöde!“
- „Das wirst du nie lernen!“
- „Du wirst es nie zu etwas bringen!“
- „Mit dir wird es noch einmal ein schlimmes Ende nehmen!“
- „Du wirst noch einmal in der Gosse landen!“
- „Man sollte dich windelweich schlagen, bis du es kapiert hast!“
- „Du taugst einfach zu gar nichts!“
- „Bei dir sind Hopfen und Malz verloren!“
- „Dumm geboren, nichts dazu gelernt!“
- „Komm schon, ich mache es lieber selbst, bevor etwas passiert!“

Versteckte Kränkungen:

- „Mein Bruder/meine Schwester wurde immer bevorzugt!"
- „Meine Eltern hatten nicht das Geld, mich studieren zu lassen!"
- „Ich durfte nicht studieren, weil ich ein Arbeiterkind/ein Mädchen/ein uneheliches Kind bin!"
- „Weil meine Eltern Säufer waren, wurde ich als minderwertig behandelt!"
- „Wegen meiner Behinderung wurde ich immer ausgelacht!"

(Quelle: Ebertin, B. R., Wenn die Seele den Körper nicht gesunden läßt. 6. Auflage, Bad Wildbad 2007)

Reaktionen auf Kränkungen – nicht nur bei Hebammen:

- Beleidigtsein: „Die anderen mögen mich nicht!"
- Entmutigung: „Es wird mir wohl nie gelingen!"
- Scham: „Ich schäme mich, weil ich so ungeschickt bin!"
- Verzweiflung: „Was soll denn nun werden!"
- Gleichgültigkeit: „Es ist ja doch alles umsonst!"
- Aggression: „Denen werde ich es noch zeigen!"
- Wut: „Ich könnte alles kurz und klein schlagen!"
- Mordgelüste: „Ich könnte allen den Kragen umdrehen!"
- Isolation: „Ich ziehe mich lieber zurück, dann falle ich nicht auf!"
- Hass: „Eines Tages werde ich denen noch den Schädel einschlagen!"
- Verwünschung: „Die soll doch der Teufel holen!"
- Fluch: „Denen soll mal das Gleiche passieren wie mir!"; „Die sollen alle verflucht sein!"

Häufig verwendete Redensarten – nicht nur bei Hebammen:

- „Das hat doch alles keinen Sinn! – Ich habe doch schon alles versucht, immer vergeblich!"
- „Was soll jetzt nur werden? – Man sollte einfach Schluss machen!"
- „Zeitweise ist alles so schlimm, ich könnte irgendwo hinunterspringen!"
- „Am liebsten würde ich auf und davon gehen!"
- „Ob nochmal alles gut gehen kann?"
- „Es ist einfach zum Verzweifeln! – Ich kann einfach nicht mehr!"

- „Ich bin immer Optimist! Es wäre doch gelacht, wenn wir es nicht schaffen würden!"

Furcht und Angst

Die Folgen der vorstehend skizzierten Lebenserfahrungen, die sich in frühkindlichen und späteren Ereignissen niedergeschlagen haben, beeinflussen vor allem den zwischen-menschlichen und beruflichen Bereich. In der aktuellen Geburtssituation wirken sich hier die bisherigen Lebensumstände und Verhaltensweisen der Mütter und die aus eigenen Erlebnissen entstandene Lebensgrundstimmung der Hebamme verstärkend aus.

Eine besondere Stellung in der Persönlichkeits-Struktur sowohl der Gebärenden als auch der Hebammen nehmen die Erlebnisse von Furcht und Angst ein. In meiner nun über 50-jährigen Erfahrung in Psychotherapie und Heilkunde gewann die Aufnahme der bisherigen Lebens- und Krankengeschichte (Vita und Anamnese) für mich ein besonderes Gewicht – nicht nur im Sinne der üblichen Befragungen der Klienten und Patienten, sondern auch in dem Sinne, dass die körperlichen und seelischen Symptome in einer besonderen und auffallenden Weise beschrieben werden, z.B.:

- „Zeitweise habe ich Sehstörungen, da sehe ich alles verschwommen, ich fühle mich da wie geblendet ..."
- „Manchmal habe ich das Gefühl, wie wenn ich einen Schlag auf den Kopf bekommen hätte, wie wenn mein Hinterkopf offen wäre, wie wenn ich einen Eisenring um den Schädel hätte, wie wenn ich einen Faustschlag aufs Auge erhalten hätte ..."
- „Manchmal ist mir der Hals wie zugeschnürt, bekomme ich einfach keine Luft, fühle ich, wie ich am Hals eine Rötung bekomme ..."
- „Mir fährt es immer wieder wie ein Stich ins Herz, mir ist so, wie wenn es mir das Herz auseinanderreißen würde, wie wenn mein Herz aufhören würde zu schlagen..."
- „Im erotisch-sexuellen Bereich kann ich selten/nie etwas empfinden, fühle ich mich immer wieder regelrecht vergewaltigt, zieht sich mir der

ganze Unterleib zusammen, fühle ich mich genommen, missbraucht, weggeworfen, wie eine Prostituierte …"
- „Ich vermeide es, mit meinem Mann zu schlafen, ich habe da ein Gefühl, wie wenn mir ein Eisenstab in die Vagina getrieben würde …"
- „Manchmal habe ich ein Gefühl, wie wenn mir jemand ein Messer in den Bauch rammen würde …"
- „Zeitweise wache ich mitten in der Nacht schweißgebadet auf, ohne dass ich mich an einen Traum erinnern könnte. Ich muss dann schnell das Licht anschalten, ich muss in der Wohnung nachsehen, ob irgendjemand da sein könnte …"

Solche und ähnliche Beschreibungen sind möglich, auch ohne dass im gegenwärtigen Leben solche skizzierten Erfahrungen eine Rolle gespielt haben müssten. Aber warum werden solche auffallenden Beschreibungen gewählt? Was könnte dahinter stehen? Bevor wir uns der Beantwortung dieser Fragen widmen, sollen noch eine Reihe von Ängsten und Träumen genannt werden:

Einige besondere Formen der Angst und ihre möglichen Hintergründe

- *Wasser*: Untergehen, hinunter gerissen, weggespült werden, ertrinken, Gottesurteil.
- *Brücken*: Hinunter stürzen oder gestürzt werden.
- *Tiefe*: In die Tiefe gezogen werden, im Dunkel versinken.
- *Geschlossene Räume*: Alleinsein, Isolation, Eingesperrtsein, Gefängnis, Kerker.
- *Feuer*: Rauch, Qualm, Verbrennung, Urteil, Scheiterhaufen, Ersticken.
- *Plätze*: Ungeschützt, bedroht, ausgeliefert sein, am Pranger stehen, verspottet werden, öffentliche Hinrichtung.
- *Männer*: Bedrohung, Schändung, Vergewaltigung, Entwürdigung, Abschneiden der Haare.
- *Frauen*: Abhängigkeit, Hörigkeit, Verleumdung, Verrat, Gift.

- *Schwangerschaft*: Schmerz, Verbluten, Kindbettfieber, Abtreibungs-Problematik, Erpressung, Kindstod, Kindstötung.

Besondere Träume

In der psychotherapeutischen Praxis werden häufig Träume besprochen. Sie sind das „tägliche Brot" vieler Therapeuten, und es geht darum, sich im Gespräch mit den Traumsymbolen, den Trauminhalten, den Bildern und Szenen, die vor dem inneren Auge des Träumers auftauchten, auseinanderzusetzen.

Seit ich psychotherapeutisch tätig bin, stieß ich immer wieder auf Träume, die sich der üblichen Deutungspraxis entzogen. So entstand für mich immer mehr der Eindruck, dass eine ganze Reihe von Träumen oder Traumteilen sich nicht aus Tageserlebnissen oder symbolhaften Handlungen allein ableiten lassen, sondern dass man sie als den Ablauf einer Lebenssituation verstehen muss, die einen realen Hintergrund in der Historie des Träumers hat und weit zurückliegen kann.

Wenn man solche Träume so nimmt, wie sie geträumt wurden, ohne in sie Symbolik hineinzugeheimnissen oder sogenannte Traumarbeit und Traumverschiebung vorauszusetzen, dann eröffnen sich in ihnen Teile von Rückerinnerungen aus früheren Inkarnationen.

Von dieser Basis aus gewinnen viele Träume einen Sinn, der auf der Symbolebene verborgen blieb. Dazu ein Wiederholungs-Traum, den der Arzt M. Dessoir in seinem Buch *„Vom Jenseits der Seele"* mitteilte:

> *„Mir war, als hätte ich mich, angewidert vom Leben und über alle Maßen ermüdet, in die Fluten gestürzt. Mit großer Geschwindigkeit sank ich, und ich fühlte, wie das Wasser dröhnend sich um mich schloss. Nun ging der Traum manchmal in der Richtung fort, dass eine peinigende Atemnot eintrat und zum Erwachen führte, andere Male jedoch folgte das schöne, das erlösende Bewusstsein: jetzt sei es zu Ende, und zwar in Wahrheit, nicht bloß im Traum …"*

Über den symbolischen Inhalt hinaus, keine Lebensfreude mehr haben und am liebsten „Schluss machen" zu wollen, kann dieser Traum auch als eine Rückerinnerung an ein früheres Leben aufgefasst werden. Demnach könnte es sein, dass der Träumer sich tatsächlich einmal in die Fluten stürzte, um seinem Leben ein Ende zu machen, zunächst mit der Atemnot unter Wasser, danach mit dem Gefühl, von einem belasteten Leben erlöst zu sein.

Besondere Trauminhalte

- Nicht weglaufen können: In aussichtsloser Lage sein, in der Bewegung behindert sein. Flüchten wollen und nicht können.
- Formen der Bestrafung: Am Pranger stehen, Abschneiden bzw. Abhacken von Händen, Armen, Beinen, Blenden der Augen, Abschneiden der Haare, Hinrichtung.
- Religiöse Riten: Gebet, Meditation, Tanz, Opferung, eigene oder fremde Kultur erleben.
- Historische Orte: Stätten der Antike, Heiligtümer, Kirchen, Klöster, Burgen.

Solche und ähnliche angstbetonte Trauminhalte können natürlich auf der Symbol-Ebene interpretiert werden. Sie können Ähnlichkeiten mit gegenwärtigen körperlich-seelischen Belastungen haben und sollten auch in diesem Sinne besprochen werden.

Aber aus meiner Erfahrung möchte ich darüber hinausgehend sagen, dass in solche Traum-Szenen auch Rückerinnerungen aus früheren Inkarnationen eingeflossen sind.

Autobiografische Vermeidungen

Wenn wir davon ausgehen, dass wir die Hebamme und ihre Aufgaben im Sinne eines Archetyps verstehen können, dann auch müssen wir davon ausgehen, dass in ihrer Persönlichkeits-Struktur mit Bewusstsein und

Unbewusstem, persönlichem und kollektivem Unbewussten auch archetypische Inhalte eine Rolle spielen, die bis in älteste Zeiten der Menschheit zurückreichen. Wir können deshalb drei Hintergründe von autobiografischen Vermeidungen im Leben und Handeln der Hebammen herausstellen:

Hintergründe im gegenwärtigen Leben:
- Erziehung im Elternhaus, körperliche und seelische Verletzungen im Rahmen der Familie oder durch außenstehende Personen (Verwandte, „Onkels", Autoritätspersonen).

Hintergründe im Sinne der Archetypen:
- Urerlebnisse, Urerfahrungen, positiv wie negativ: Mutter, Hebamme, weise Frau, Heilerin, Kräuterweib, Hexe.

Hintergründe in früheren Inkarnationen:
- Die Hebamme als Helferin für die Mutter und den Nachwuchs.
- Die Hebamme als Heilerin und „weise Frau".
- Die Hebamme als Beschuldigte bei Tod der Mutter, bei Tod des Kindes.
- Die Hebamme als Verurteilte und Bestrafte (Folter, Verletzungen von Brüsten, Genitalien; qualvoller Tod durch Ertränken als Gottesgericht, durch Feuer auf dem Scheiterhaufen im Sinne des Purgatoriums, dem „reinigenden Feuer".

Erkennen und Auflösen

Was man nicht weiß, kann man auch nicht erkennen – geschweige denn auflösen. Deshalb bietet sich vor allem für die Hebammen die Aufzeichnung einer ausführlichen Lebensgeschichte – so ehrlich wie möglich – an. Jeder von uns musste schon einen Lebenslauf schreiben, sei es für die Schule, die Ausbildung, den Beruf. Doch im Allgemeinen ist ein solcher Lebenslauf bruchstückhaft, was das eigene Leben betrifft.

Bei Bewerbungen um eine Position in einem Unternehmen halten sich die Stellungsuchenden meist mit persönlichen Aussagen über sich selbst sehr zurück, als müssten sie möglichst viel von ihrer Persönlichkeit verbergen. Dabei kann jemand doch nur dann gerecht beurteilt werden, wenn ein Optimum an Informationen über Werdegang, Interessen, Fähigkeiten verfügbar ist. Wer mit Personalberatung zu tun hat, weiß ein Lied davon zu singen, wie wenig brauchbare Informationen Bewerbungsunterlagen heute enthalten.

Hier geht es jedoch darum, die eigene Lebensgeschichte so individuell, ehrlich und umfassend wie möglich niederzuschreiben. Manche müssen sich regelrecht überwinden, etwas über sich selbst zu Papier zu bringen. Der Nutzen für eine solche Bereitschaft kann jedoch für eigene „Aha-Erlebnisse“ über den bisherigen Verlauf des Lebens gar nicht hoch genug eingeschätzt werden. Deshalb werden nachstehend eine Reihe von Anregungen gegeben, um möglichst umfassende Kenntnisse über sich selbst zu erarbeiten.

Die Lebensgeschichte – als Hilfe zum besseren Verständnis für sich selbst

- Bereiten Sie für alle fünf Lebensjahre einen Bogen DIN A 4 vor (1-5, 6-10 Jahre usw.).
- Beschreiben Sie den Charakter, das Verhalten, den Beruf Ihres Vaters, Ihrer Mutter.
- Falls Sie Geschwister haben, beschreiben Sie deren Charakter, Verhalten, Beruf.
- Halten Sie Rückschau auf die Art der Erziehung im Elternhaus: konvervativ, pedantisch, autoritär, liberal, beengend, fördernd, moralisch, kirchlich gebunden, freigeistig.
- Beschreiben Sie die Art des Lobes: Anerkennend, ermutigend, anregend, weitere Leistung fordernd, gute Leistung und Tat als etwas Selbstverständliches.
- Lassen Sie sich die Art der Bestrafung durch den Kopf gehen, ohne die gern gebrauchte Floskel, dass es ja immer gut gemeint war: „Man

brauchte mich nur anzusehen!" – „Ich hatte immer ein schlechtes Gewissen!" – Klaps – Ohrfeige – Prügel (womit?) – Moralischer Druck – Erpressung – Entzug von Beachtung, Anerkennung, Zuwendung, Nachtisch, Süßigkeiten, Essen und Trinken, Schmusen, Liebe – Einsperren – Eine Zeitlang nicht miteinander sprechen – Besprechen der Fehler, der Strafe – Verzicht auf Bestrafung.

- Schildern Sie das Milieu des Elternhauses: durchschnittlich, kleinbürgerlich, spießig, großzügig, auf Bildung bedacht, gleichgültig gegenüber höheren ethischen Werten.
- Wie war das Niveau? Einfach, gehoben, anspruchsvoll, geistige Anregungen, Förderung von Sport, Lesen, Erlernen von Sprachen, von Musikinstrumenten. Einladungen, Gesellschaften, Reisen, künstlerische Ambitionen.
- Konnten Interessen entwickelt werden? Literatur, Sammeln von Briefmarken usw., Musik, Technik, Motoren, Sprachen, Naturwissenschaften, Geisteswissenschaften, Grenzgebiete.
- Ausbildung: Schulen, Lehre, Studium, Praktika, Lehrstellen, Beruf, Berufswechsel, Abbruch beruflicher Ausbildung, Aufstieg, Abstieg, Weiterbildung, Neuorientierung.
- Kameradschaften, Freundschaften, Gruppen, Gemeinschaften, Vereine, Clubs, Sympathien und Antipathien.
- Partnerschaften, Verhältnisse, Ehe(n), Scheidung(en). Typen von Partnern, Gründe für Kennenlernen und/oder Trennung.
- Schlüsselerlebnisse. Erfahrungen, Erlebnisse „Zufälle". „Es fällt einem wie Schuppen von den Augen".
- Nahestehende Personen außerhalb der Familie: Nachbarn, Verwandte, Freunde, „Zufallsbekanntschaften", Arbeitskollegen, Teilnehmer an Tagungen, Seminaren.
- Wir wissen heute, dass wir uns unsere Eltern, Geschwister, Mitmenschen oft auswählen, lange bevor wir geboren wurden. Welchen Sinn können die Ihnen nahestehenden Personen für Sie persönlich haben?
- Welche Menschen Ihrer Umgebung würden Sie am liebsten „auf den Mond schießen" – „ihnen den Kragen umdrehen", ihnen so oft als möglich nahe sein?

- Schreiben Sie Ihre Lebensgeschichte, wie es Ihnen „aus der Feder fließt". Machen Sie Pause, wenn Ihnen im Augenblick nichts mehr einfällt. Lesen Sie nach einigen Tagen Ihre Aufzeichnungen durch und ergänzen sie um neue Erkenntnisse.

Das Aufschreiben allein hilft natürlich noch nicht, Ängste und Vermeidungshaltungen zu überwinden, aber es ist ein Anfang zur Problemlösung. Wenn die beschriebenen Symptome einer Hebamme so gravierend geworden sind, dass die berufliche Qualifikation leidet oder gar unmöglich gemacht wird, ist dringend therapeutische Hilfe, gegebenenfalls ergänzend auf der Reinkarnations-Ebene angezeigt. Es wird dann auch möglich sein, Traumata aus Kindheit und Jugend oder auch aus früheren Inkarnationen zu erkennen und zu bewältigen.

Der Segen der Hebammen

Die besondere Nähe zu Leben und Tod fördert religiöse Überlegungen, Riten, Segenswünsche, die ich an das Ende meines Beitrages stellen will.

Keltische Spiritualität:

> *„Ich netze Deine Stirn mit heiligem Wasser, mit drei Tropfen netze ich sie und taufe Dich im Namen der Dreifaltigkeit.*
>
> *Die Kraft des Windes sei mit Dir, die Kraft des Mondes und der Sonne. Die Güte des Meeres sei mit Dir, die Güte der Erde und des Himmels.*
>
> *Die Liebe der Menschen sei mit Dir und die Freundlichkeit und nie ein Harm. Mögest Du einst ruhen in weichen Kissen in den Händen des Herrn, Deines Erlösers."*

Eine Quiché-Hebamme in Guatemala (berichtet von Elisabeth Girrbach):

Mit einem Händeklatschen gibt sie zu verstehen, ob dieses Kind lebend oder tot geboren, ist und sie sagt sofort:

„Du bist zur Welt gekommen. Sprich! Schrei! Bringe zum Ausdruck, dass Du lebendig unter uns bist."

Und wenn das Kind weint, beginnen die ersten Ratschläge an das Kind seitens der Hebamme:

„Du bist auf die Welt gekommen, nicht um Verwirrung zu stiften, nicht um Feindschaft zu stiften, nicht um nur das zu tun, was Du willst, sondern um in eine neue Gemeinschaft einzutreten, für die Du Dinge zu erledigen hast, je nachdem wie sie es Dir vorschreibt."

Hebamme Teresia Jörg, Berlin:

Die Hebamme Teresia Jörg begleitet muslimische Frauen. Sie berichtet:

„Die junge Mutter legt die Betreuung ihres ersten Kindes ganz in die Hände ihrer Mutter. Das erste Bad ist ein besonderes und freudiges Ereignis. Bevor die Großmutter mit einer Tätigkeit beginnt, spricht sie jedes Mal den Segensspruch: ‚Bismallah ar-rachman ar-rachim.' (Im Namen Gottes des Barmherzigen, des Allerbarmers). Sie bereitet in aller Ruhe das Badewasser vor, legt Kräuter und Blumenblätter hinein, verteilt sie im Wasser, indem sie einen Koranvers murmelt. Nach dem Segensspruch entkleidet sie das Neugeborene mit ruhigen und sicheren Händen und spricht dabei ein Gebet. Bevor sie das Kind ins Wasser eintaucht, hält sie einen Moment inne und spricht laut vernehmbar den Segensspruch. Während sie es wäscht, rezitiert sie Koranverse und Gebete. Vor dem Abtrocknen und vor dem Einölen spricht sie wiederum den Segensspruch. Der Raum ist erfüllt von einer friedvollen, verzauberten Atmosphäre, alle Beteiligten folgen mit sichtlich ergriffenem Herzen den Handlungen der Großmutter, und das kleine Menschenkind schaut mit großen wunderlichen Augen in den Raum, ohne zu weinen. Dieser Zustand nimmt alle gefangen und hält an, bis die Großmutter den Säugling ihrer Tochter zum Stillen in die Arme legt ..."

Indischer Geburtssegen:

„Mein Kind, Du trittst in diese Welt und weinst, während alles um Dich herum lächelt. Bemühe Dich so zu leben, dass Du dereinst lächelnd sterben kannst, während alles um Dich herum weint."

Ein Hebammen-Segen aus Freiburg (übermittelt von der Hebamme Monika Schmelzer, Freiburg):

„Kind, ich segne Dich auf Deinem Lebensweg. Möge Dir Gutes begegnen. Geh auf Deinen eigenen Lebensweg. Nimm an, was das Leben für Dich bereithält.Ändere, was Du ändern kannst. Amen."

Zu diesem Hebammen-Thema erhielt ich in dreifacher Weise Zugang:

- Zum einen, indem ich bei der Geburt meiner letzten beiden Kinder dabei sein und diese ganz bedeutsame Zeit für Mutter und Vater miterleben durfte;
- zum zweiten, indem ich über viele Jahre hinweg mit Patientinnen zu tun hatte, die in ihrem gegenwärtigen Leben sowohl Kinderlosigkeit, Geburten, Kindstod und Abtreibungen erlebten;
- zum dritten klärend und helfend Frauen beizustehen, die in ihren früheren Inkarnationen legitime und illegitime Geburten ihrer Kinder erlebten, aber auch die gravierenden Eingriffe in ihr damaliges Leben geschehen lassen mussten – sei es in Form verbotener und bestrafter Liebe als Nonnen, als Partnerinnen von Mönchen und Priestern, und als Opfer von Verfolgung, Folter, Bestrafung, Hinrichtung als Hebammen, Kräuterweiber, angebliche Hexen.

Das Nacherleben der gravierenden Traumata aus früheren Zeiten half wesentlich mit, von den geschundenen Körpern der Vergangenheit Abschied zu nehmen und voll in das gegenwärtige Leben mit seinen Aufgaben einzutauchen.

Abschließend möchte ich Ihnen für Ihren einzigartigen Beruf weiterhin alles Gute, Gottes Kraft und Segen wünschen.

Zusammenfassung

Sven Hildebrandt, Esther Göbel

Wege aus dem Geburtsstillstand

1. Schritt: Analyse

Erkennen des Geburtsstillstands

Unser erster Schritt ist stets die Unterscheidung des Stagnierens einer Geburt von einem zwar langsamen, aber kontinuierlichen Geburtsverlauf. Jede Frau darf beim Gebären ihr eigenes Tempo haben und auch für eine gewisse Zeit in eine „nicht-aktive Geburtsphase" gehen. Es gibt keinerlei zeitliche Normen, auch wenn unsere Geduld und unsere Kondition manchmal noch so strapaziert werden.

Wenn jedoch die Geburt stehen bleibt und über längere Zeit keinerlei Geburtsfortschritt zu verzeichnen ist, dann sollten wir für uns die Diagnose „Geburtsstillstand" stellen und die nachfolgend genannten Schritte gehen.

Frage nach der Bedeutung

Bevor wir unseren analytischen Gedankenapparat anwerfen, lohnt sich immer die Frage: *„Was hat das Stagnieren der Geburt zu bedeuten?"* Die Antwort auf diese Frage sollten wir „aus dem Bauch heraus" – also rein gefühlsmäßig finden. Oft sind solche intuitiven Antworten erstaunlich hilfreich und richtungweisend: *„Diese Frau ist einfach fix und fertig!"* oder: *„Diese Frau steht unter absoluter Spannung"* oder: *„Diese Frau hat jegliche Gebärfreude verloren."*

Wir sollten ruhig auch die Gebärende fragen: *„Hast du eine Idee, warum es jetzt so langsam vorangeht?"*

Analysieren des Zustands

Hierzu müssen wir folgende Fragen beantworten:

- Wehenproblem (fehlende, uneffektive oder unerträgliche Wehen?) oder geburtsmechanisches Problem (z.B. Geburtsgeschwulst?),

- konstruktiv (weist uns der Geburtsstillstand auf eine lösbare Problematik hin?) oder destruktiv (erwächst aus dem Geburtsstillstand eine Gefahr für Mutter/Kind?)?
- Welche der genannten Faktoren (mütterlich/kindlich/geburtshilflich) könnten den Geburtsstillstand ausgelöst haben?
- Gibt es eine Chance, diese Faktoren günstig zu beeinflussen?

2. Schritt: Abgrenzung eines destruktiven Geburtsstillstandes

Folgende Situationen müssen wir als destruktiv und für Mutter wie Kind höchst gefährlich einstufen:

- hypertone Wehenanomalie (Amnioninfektion, drohende Uterusruptur),
- Geburtsstillstand bei regelmäßiger Wehentätigkeit gegen ein mechanisches Geburtshindernis, u.U. mit zunehmender Ausprägung einer Geburtsgeschwulst.

Sie sollten uns immer zu zielgerichteten Handlungen veranlassen. In der Regel bedeutet dies: Abwendung der Gefahr für Mutter und Kind durch konsequente Entlastung der Situation – notfalls per Kaiserschnitt.

3. Schritt: Reaktion beim konstruktiven Geburtsstillstand

Wenn ein destruktiver Geburtsstillstand sicher ausgeschlossen ist, steht uns ein ganzes Repertoire ursachen- und situationsangepasster Maßnahmen zur Verfügung, die eine Lösung der Blockade herbeiführen können. Die Vielzahl der möglichen Ursachen und der therapeutischen Ansätze würde den Rahmen dieses Buches eindeutig sprengen. Wir verweisen hierzu auf ausgezeichnete Sekundärliteratur, die wir am Ende des Kapitels auflisten.

Die wichtigsten Maßnahmen sind:

Primäre hypotone Wehenschwäche

Nach Geburtsbeginn kommt Wehentätigkeit nicht in Gang (zu schwach, zu kurz, zu selten): Nach Blasensprung ist dieser Zustand für eine gewisse Zeit physiologisch! *Auch die massive zeitliche Übertragung bei sicherem Konzeptionstermin und unreifem Muttermundsbefund kann u.U. als primäre Wehenschwäche verstanden werden!*

- „Seelischer Verschluss der Geburtswege" → Gesprächstherapie, Psychotherapie, Entspannungstechniken, Imagination, Kunsttherapie, Kranio-Sakraltherapie u.v.a. Eine Geburtseinleitung kann diese Situation unlösbar machen und zum Kaiserschnitt führen!

Sekundäre Wehenschwäche

Nachlassen einer zunächst optimalen Wehentätigkeit

- Erschöpfung → Wir erhalten die Chance, den Druck von der Frau wegzunehmen und ihr eine Ruhepause (u.U. auch bei vollständigem Muttermund!) zu ermöglichen, damit sie dann um so kraftvoller weiterarbeiten kann.
  - Aromabad,
  - 2 Kps. Sedaselect®,
  - Entspannungstechniken, Hypnotherapie,
  - wir sollten auch an die „energetisch ausgelaugte" Gebärende denken: essen lassen, trinken, Cola!, ggf. Glukose-Infusion.
- Beunruhigung, Störung → Wir erhalten die Chance, die geburtsblockierenden Faktoren zu erkennen, mit der Frau zu besprechen und zu beseitigen.
  - Konsequente Beseitigung aller Störfaktoren,
  - Gesprächstherapie,
  - 2 Kps. Sedaselect®.
- Volle Blase → Toilettengang, nur wenn absolut nicht möglich: katheterisieren!
- Lage- oder Einstellungsanomalie, fehlende Druckwirkung auf das untere Uterinsegment, ungünstige Gebärhaltung → Wir erhalten die Chance, die Gebärende bei wehenlosem Uterus noch einmal gezielt und planvoll zu lagern, um einen optimalen Geburtsweg zu erreichen (siehe unten).

- „Seelischer Verschluss der Geburtswege" → wir erhalten die Chance, der Gebärenden den ihr möglichen Geburtsweg zu eröffnen – hier oft: Kaiserschnitt.
- Verspannung, Angst, Schmerz → konsequente Entspannung der Gebärenden.
  - Konsequente Beseitigung aller Störfaktoren,
  - Gesprächstherapie,
  - 2 Kps. Sedaselect®,
  - Entspannungsverfahren, Meditation, Hypnotherapie,
  - Periduralanästhesie.

  Die Gabe von Wehenmitteln oder gar das Sprengen der Fruchtblase kann das zugrunde liegende Problem drastisch verschlechtern!

Geburtsmechanisch bedingter Geburtsstillstand

In bestimmten Situationen erhalten wir durch den Geburtsstillstand die Chance, den Geburtsweg zu optimieren und eine dann reibungslose Geburt zu ermöglichen. In anderen Situationen stellt uns der Geburtsstillstand vor die Aufgabe, den der Frau möglichen Geburtsweg zu finden – meist ist das der Kaiserschnitt. In beiden Fällen ist der Geburtsstillstand *konstruktiv*.

Wir sollten zunächst jeden Druck aus der Situation nehmen. Insbesondere eine (*nicht indizierte!*) Wehenmittelgabe muss spätestens jetzt beendet werden! Manchmal kann sogar eine milde Tokolyse (z.B. ein Hub Berotec® -Spray) hilfreich sein.

Als nächstes ist eine genaue Rekonstruktion der kindlichen Lage und Einstellung notwendig. Dies sollte nach Möglichkeit mit Ultraschall erfolgen. Die erste Hebamme oder der Arzt führen den Schallkopf und formulieren ihre Beobachtungen, die andere Hebamme stellt die Situation mit der Puppe über dem Bauch der Gebärenden nach.

Dann wird die Situation mit Puppe und Beckenmodell rekonstruiert. Die Gebärende kann dabei ruhig zuschauen und sogar mitüberlegen – oft ist die Intuition der Frau richtungsweisend. Wir überlegen, welche Gebärposition jeweils welchen Effekt auf die kindliche Lage hätte. Und wenn dies gut ist – dann lagern wir die Frau entsprechend.

Zusätzlich können verschiedene Techniken der Osteopathie oder der Akupunktur angewendet werden, um z.B. eine Blockade der Ilio-Sakral-Gelenke zu beheben.

Als sehr wirkungsvoll hat sich die Be- oder Entlastung der Mm. psoas maj. erwiesen. Oft wählen Schwangere intuitiv die richtige Körperhaltung, um die Fehlspannung dieses für die Geburtsmechanik äußerst bedeutsamen Muskels zu beseitigen:

- *Entweder*: Dehnung durch Überstreckung des ganzen Körpers weit nach hinten, besser noch gegen einen Widerstand (z.B. Wand oder männliche Brust).
- *Oder*: Lockerung durch tiefe Hocke und „nach vorne Rollen“ des ganzen Oberkörpers.

Sven Hildebrandt

Übertragung und Plazentaretention als pathogenetische Geschwister des Geburtsstillstandes

Am Ende einer langen Reihe von Beiträgen zum Geburtsstillstand möchte ich Sie mit einer Hypothese konfrontieren, die uns das Verständnis zweier anderer geburtshilflicher Probleme erleichtern könnte.

Ich behaupte, dass alle genannten Faktoren, die den Verlauf einer Geburt blockieren können, in gleicher Weise auch in der Lage sind, den *Eintritt* der Geburt zu behindern.

Hierzu müssen wir uns zunächst über den Begriff der „Übertragung“ verständigen. Leider kommt es im geburtshilflichen Alltag zu einer problematischen Vermischung mit dem Phänomen der Terminüberschreitung, die nichts mit einer Übertragung zu tun hat.

Die Tragzeit des Menschen zwischen Konzeption und Geburt beträgt durchschnittlich 38 Wochen und einen Tag. Sie ist wie alle biologischen Größen (Körpergröße, Menarche, Klimakterium) mit einer statistischen Variabilität verbunden, die wir als „Normalverteilung“ bezeichnen. Nach „unten“ ist das uns allen klar: Niemand macht sich Sorgen, wenn das Kind zwei Wochen vor dem statistischen Mittelwert geboren wird. Nach „oben“ aber lassen wir keine Variabilität zu und stellen unbewusst und bewusst die Pathologie bereits beim Überschreiten des Scheitelpunktes der GAUSSschen Glockenkurve her.

Die biologische Normalverteilung der menschlichen Tragzeit beträgt von der fünften bis zur 95. Perzentile 253 bis 281 Tage mit der höchsten Geburtswahrscheinlichkeit (von gerade einmal vier Prozent) am 267. Tag Das heißt: am so genannten „Geburtstermin“ werden von 100 exakt gleichaltrigen Kindern die Kinder 49, 50, 51 und 52 geboren. Ab Kind 53 verschärfen wir die Betreuungsmaßnahmen und verängstigen die Eltern. Und ab Kind 80 werden in einigen Kliniken Geburtseinleitungen vorgenommen.

Unter „Übertragung“ verstehen wir dagegen die Situation, dass die individuelle Tragzeit dieses einen Kindes überschritten wird. Das bedeutet: Wenn die plazentaren Ressourcen ausgeschöpft sind, wird das Kind seine Geburt einleiten. Dies kann durchaus schon in der 37. SSW der Fall sein. Das Kind ist jetzt darauf angewiesen, dass die geburtsauslösenden Mechanismen funktionieren. Wenn aus irgendeinem Grund dieser Mechanismus blockiert wird, ist das Kind in Gefahr.

Die Kunst einer guten Geburtshilfe besteht darin, die Übertragung (im Sinne des Überschreitens der individuellen Tragzeit *dieses* Kindes) von der normalen biologischen Varianz der Tragzeit zu unterscheiden.

Entgegen manch anderer Darstellung halte ich diese Unterscheidung und damit die Erkennung wirklich gefährdeter Kinder durchaus für möglich. Dazu brauchen wir aber eine ganze Reihe Vorbedingungen:

1. Ich halte es für obligat, dass die niedergelassenen Frauenärzte anlässlich der Schwangerschaftsfeststellung den mutmaßlichen Konzeptionstermin bestimmen. Dies sollte natürlich auch auf der Grundlage anamnestischer Angaben erfolgen, wobei oft romantische Vorstellungen oder gar handfeste Zwänge die Anamnese „verwässern“ können. Das beste Instrumentarium bleibt der Ultraschallbefund, der unbedingt im Mutterpass eingetragen werden sollte.
2. Wie schön wäre es, wenn wir die weltweite Sitte, das Schwangerschaftsalter nach der letzten Regel zu berechnen, abschaffen könnten! Ein erster Schritt wäre aber eine genaue Bestimmung des physiologischen Geburtszeitraumes und der Vermerk des Tages der höchsten Geburtswahrscheinlichkeit. Eine Rücksicht auf einen frühzeitigen Mutterschutz ist falsche Rücksichtnahme!
3. Die Geburtseinrichtung sollte obligat bei der Vorstellung der Schwangeren das Schwangerschaftsalter prüfen (früher Ultraschall) und mit ihr ein stark individualisiertes Betreuungsregimne vereinbaren. Jede Fixation auf den „Termin“ 40+0 SSW sollte vermieden werden.

Unter diesen Voraussetzungen gelingt in aller Regel eine gute Begleitung der Schwangeren jenseits der 50. Perzentile. Die Hebammenkunst fragt nach dem Allgemeinbefinden, nach dem Kontakt zum Kind, dem Körpergefühl und den kindlichen Aktivitäten. Wir Ärzte „sehen“ nach dem

Fruchtwasser. Der Nachweis von reichlich flockigem Fruchtwasser ist beweisend für die kindliche Stabilität. Ein CTG ist hier indiziert, hat aber kaum prognostischen Aussagewert. Hier wäre eher noch ein Doppler sinnvoll, auch wenn seine Aussagefähigkeit in dieser Situation umstritten ist.

Insbesondere das Zurückgehen einer ursprünglich normalen Fruchtwassermenge und das Nachlassen der Kindsbewegungen sind ernst zu nehmende Zeichen einer Übertragung. Spätestens jetzt sollte die Ursachensuche möglicher Blockaden für den Geburtseintritt beginnen.

Ich möchte es klar sagen: Wer bei 42+0 SSW mit der Suche nach Geburtsblockaden beginnt, ist spät dran. Ich habe mehrfach ausgeführt, dass eine umfassende Anamneseerhebung am Beginn der Schwangerschaft die einzige Möglichkeit ist, mit derartig komplexen psychodynamischen Problemen umzugehen. In der Situation der Übertragung ist das Kreißsaalteam meist ein hilfloses Endglied einer Kette von Versäumnissen. Wir können nur versuchen, mit Empathie und Feinfühligkeit das Dilemma zu erkennen und Brücken für eine Lösung des Problems zu bauen. Dies kann gelingen, wenn z.B. die Sorge vor einem kranken Kind oder vor „dem letzten Kind“ dem Dilemma zu Grunde liegt. Weitaus komplexer ist dagegen die psychotherapeutische Intervention bei schweren Traumatisierungen. Hier sind die Ärzte und Hebammen zwingend auf ein Netzwerk hoch professioneller Hilfe angewiesen. Und oft bleibt uns nur, der Schwangeren den ihr möglichen Geburtsweg zu eröffnen – und das ist in diesen Situationen sicher nicht ein tagelanges Priming mit anschließender Re-Traumatisierung.

Ähnliche Überlegungen wie zur Übertragung lassen sich übrigens auch zur Plazentaretention anstellen. Wir haben mehrfach erlebt, dass Motivationsprobleme die Geburt der Plazenta verhindern. Es lohnt sich, über tiefere Zusammenhänge nachzudenken, wie durch Fehlhaltungen zur Plazenta oder traumatische Erfahrungen im Zusammenhang mit der Plazentageburt Blockaden in der Nachgeburtsperiode auftreten können.

Literaturhinweise

Leitlinien

Die (nicht sehr ergiebige) *Leitliniensammlung der Deutschen Gesellschaft für Frauenheilkunde und Geburtshilfe* finden Sie im Internet unter: http://www.uni-duesseldorf.de/AWMF/ll/ll_015.htm

Praktische Hilfen für die Schwangerschafts-Geburtsbegleitung

AGUSTONI, Daniel: Craniosacral Rhythmus. Craniosacral-Institut, Basel, 2006 (2. Auflage 2009), ISBN 9-7834-6634-4918.
Eine Einführung in die Craniosacrale Therapie.

ENKIN et al.: Effektive Betreuung während Schwangerschaft und Geburt. Hans Huber Verlag, 2006, ISBN-10:3-456-84167-1.
Der Kommentar zu den Lehrbüchern für Hebammen, das die Standardwerke in Manchem kritisiert und damit für uns Interessantes erläutert.

Hebammenkunde. De Gruyter, 1995.
Ein traditionelles Hebammenlehrbuch.

HILDEBRANDT, Sven et al.: Geburtshilfliche Notfälle vermeiden – erkennen – behandeln. Hippokrates Verlag Stuttgart, 2007

GOODMANN-THAU, Mirjam et al.: Helfersyndrom, Stress und Burn-Out-Syndrom, in: Bund deutscher Hebammen: Psychologie und Psychopathologie für Hebammen. – Die Betreuung von Frauen mit psychischen Problemen. Stuttgart, 2007

SIMKIN, Penny et al.: Schwierige Geburten – leicht gemacht. Verlag Hans Huber Bern, 2000, ISBN 3-456-83529-9.
Pflichtlektüre für jede Hebamme und jeden Geburtshelfer! Ausgezeichnete Zusammenstellung der Möglichkeiten zur Optimierung der Gebärhaltung.

Kaiserschnitt

KEMMLER, De Jong: Kaiserschnitt – Wie Narben an Bauch und Seele heilen können. Kösel Verlag, 2003.
Geplant oder ungeplant: Hierzulande kommen inzwischen nahezu 30 Prozent aller Babys per Kaiserschnitt auf die Welt – und dieser Trend nimmt zu. Doch welche Folgen hat der „schnelle Weg ins Leben"? Die Erfahrung zeigt: Ein Kaiserschnitt ist mehr als nur ein medizinischer Routineeingriff, denn er kann von vielen Müttern emotional nicht ausreichend verarbeitet werden – er hinterlässt Narben an Bauch und Seele. Dieser Ratgeber unterstützt Frauen darin, sich mit ihren Ängsten und Gefühlen auseinanderzusetzen, und zeigt, wie Mutter (und Kind) das Erlebte annehmen und verarbeiten können.

ODENT, Michel: The Caesarean. Free Assn Books, 2004.
Der weltweit bekannte Arzt und Geburtshelfer, Befürworter der sanften Geburt, geht kritisch auf das Thema Kaiserschnitt ein.

Pränatale Psychologie

BAUER, Joachim: Warum ich fühle, was Du fühlst – Intuitive Kommunikation und das Geheimnis der Spiegelneurone. Heyne Verlag, 2006.
Wie kommt es, dass uns ein Gähnen anstecken kann, dass sich unsere Stimmung bessert, wenn uns jemand anlächelt, und dass wir manchmal auch über große Entfernungen wissen, wie es einem uns nahe stehenden Menschen geht? Intuition und „sechster Sinn": Das sind nur zwei der Phänomene, die durch die Entdeckung der „Spiegelneurone"

erklärt werden können. Diese besonderen Nervenzellen haben es in sich, denn sie bilden die neurobiologische Basis für unser intuitives Verständnis dessen, was andere Menschen fühlen – und was sie vorhaben. Und sie beeinflussen uns massiv, sowohl psychisch als auch körperlich. Joachim Bauer erklärt diese bahnbrechenden neuen wissenschaftlichen Erkenntnisse verständlich und ausführlich. Und er zeigt auf, was sie für unser Leben bedeuten. So kann er nicht nur deutlich machen, was geschieht, wenn wir uns verlieben (und auch, wenn Liebe stirbt). Die Entdeckung der Spiegelneurone hat auch weitreichende Konsequenzen für das Verständnis kindlichen Lernens, für das Verstehen von Autismus (als Störung der Spiegelsysteme), für den Zusammenhang von Sprache und Handlungen und für die Probleme, die Kinder in unseren Schulen haben. Als Menschen sind wir angewiesen auf Spiegelungen, und zwar körperlich und psychisch. Die dramatischen Auswirkungen von Mobbing und anderen Formen sozialer Isolation machen das deutlich, und auch die Möglichkeiten der Psychotherapie erweitern sich angesichts der Erkenntnisse über Spiegelneurone.

BAUER, Joachim: Das Gedächtnis des Körpers. Eichborn Verlag, 2006.
Bauer ist ein Arzt und Wissenschaftler und der Meinung, dass Gene nicht das letzte Wort sprechen für die Entwicklung eines Menschen, sondern beeinflusst werden. Er erläutert die Eigenschaft des Körpers, nichts zu vergessen.

CHAMBERLAIN, David: Woran Babys sich erinnern – Die Anfänge unseres Bewusstseins im Mutterleib. Kösel Verlag, 1988. (Das Buch ist vergriffen; über gebrauchte Bücher Agenturen und Biliotheken kann man Glück haben.)
Ein klassisches Werk von einem der Großväter dieser Denkweise.

ELIACHEFF, Caroline: Das Kind, das eine Katze sein wollte. DTV, 1997.
Ein bewegender Einblick in die Arbeitsweise der Autorin (Kinderpsychoanalytikerin), die an die Kraft der Kinder glaubt.

GOER, Henci: Obstetric myths versus research realities. Bergin & Gerway, 1995.
Inspirierende Sichtweisen auf Geburt und Elternschaft.

GORDEN, Yehudi: Birth and beyond. Vermilion, 2002.
Der Autor ist einer der weltweit bekanntesten Gynäkologen und Geburtshelfer. Er beschreibt neueste Sichtweisen auf Schwangerschaft, Geburt und Elternschaft sehr detailliert und menschenfreundlich. Die Sicht des vorgeburtlichen Babys kommt jedoch zu kurz.

HARMS, Thomas (Hg.): Auf die Welt gekommen. Ullrich Leutner Verlag, 2000.
17 Artikel von verschiedenen Autoren, die überzeugt sind, dass die Zeit vor der Geburt wesentlich prägt.

JOWITT, Margaret: Childbirth unmasked. Publisher Peter Woodler, Walford Lodge, Craven Arms, Shrops 1993.
Gute Übersichtsarbeit zu pränatalen Bindungsvorgängen.

PIONTELLI, Alessandra: From Fetus to Child. Routledge Chapman & Hall, 2002.
Die Autorin untersucht mit detaillierten Ultraschallaufnahmen das intrauterine Leben von 30 Zwillingspaaren, die sie bis ins dritte Lebensjahr begleitet. Sie zeigt, dass das typische Verhalten eines Kindes, auch gegenüber seinen engsten Mitmenschen, intrauterin beginnt und ohne Veränderung extrauterin sich fortsetzt.

SIEGEL, Daniel J. et al.: Gemeinsam leben, gemeinsam wachsen: Wie wir uns selbst besser verstehen und unsere Kinder einfühlsam ins Leben begleiten. Arbor Verlag, 2009.
Wie funktionieren Erinnerungen, Gefühle und Kommunikation im Geflecht unserer alltäglichen Beziehungen? Und wie können sie zu einer liebevollen und sicheren Beziehung zu unseren Kindern beitragen? Unter Bezug auf neueste Forschungsergebnisse aus Hirn- und Beziehungsforschung erläutern Daniel Siegel und Mary Hartzell, wie sich

zwischenmenschliche Beziehungen direkt auf die Entwicklung des menschlichen Gehirns auswirken. Feinfühlig skizziert das Autorenduo hierbei den Kern der Beziehung zwischen Eltern und Kind, indem es den Blick auf die familiäre Interaktion Schicht um Schicht von den oftmals unangemessenen und eingeschliffenen Erziehungspraktiken befreit.

Prä- und perinatale Traumatologie

EMMERSON, William: Behandlung von Geburtstraumata bei Säuglingen und Kindern: gesammelte Vorträge von William Emerson. Herausgegeben von der internationalen Studiengemeinschaft für prä- und perinatale Psychologie und Medizin (ISPPM), Heidelberg, 2000.
William Emerson legt seit den 1970er Jahren die vorgeburtlichen Erlebnisse und die Erinnerungen an die Geburt in seiner Therapie mit Familien zugrunde.

LEVINE, Peter: Trauma Heilung. Synthesis, 2000.
Über die Fähigkeit, traumatische Erfahrungen zu transformieren. Ein Buch für Therapeuten.

REDDEMANN, Luise: Imagination als heilsame Kraft. Klett-Cotta, 2006.
Die Autorin beschreibt eine an Kraftquellen orientierte Arbeitsweise mit Traumata.

ROTHSCHILD, Babette: www.trauma.cc
Rothschild ist seit 1976 Psychotherapeutin und Körperpsychotherapeutin. Sie ist u.a. bei Peter Levine ausgebildet worden.

Geburtskultur

MARCOVICH, Marina et al.: Früh geboren – zu klein zum Leben? Fischer-Verlag, 1999.
Marina Marcowich ist Neonatologin und hat mit viel Erfolg sanftere Methoden eingesetzt als ihre Kollegen. Sie verhilft uns zu mehr Verständnis für diese kleinen, zu frühe Wesen.

SCHWÄGERL, Ilona: Geburten in Geborgenheit und Würde. Jorda, 2002.
Ein Buch für Mütter und Väter, die sich auf eine natürliche Geburt/ Hausgeburt vorbereiten.

SOME, Sobonfu E. : In unserer Mitte – Kinder in der Gemeinschaft. Orlanda Verlag, 2000.
Die Dagara in Burkina Faso (ein Stamm in einem der ärmsten Länder Afrikas) verfügen durch ihre Riten über einen großen inneren Reichtum.

Willkommen in dieser Welt – Die tibetische Kunst, Kinder ins Leben zu begleiten. Kösel Verlag, 1999.
Ein Erfahrungsbericht zweier Amerikanerinnen, die sich in tibetischen Familien umgesehen haben.

Seele und Reinkarnation

DAVIS, E. et al.: Im Kreis des Lebens. Die dreizehn Archetypen der Frauen. Uhlstädt-Kirchhasel, 2005.

KRAMER, H. et al.: Malleus Laleficarum. Der Hexenhammer. DTV, München, 2000.

EBERTIN, B. R.: Wenn die Seele den Körper nicht gesunden lässt. Bad Wildbad, 2007.

EBERTIN, B. R.: Das karmische Gedächtnis – Reinkarnation und neues Bewusstsein. Bad Wildbad, 2002.

DESSOIR, M.: Vom Jenseits der Seele. Stuttgart, 1920.

Geburtsschmerz und Hypnotherapie

HÜSKEN-JANSSEN, Helga: Hypnotherapeutische Geburtsvorbereitung – Studie zur Wirksamkeit der hyperreflexogenen Methode nach Schauble. Europäischer Verlag der Wissenschaften, Frankfurt/Main, 2005.

KOSSAK, Hans-Christian: Hypnose. Lehrbuch für Psychotherapeuten und Ärzte. Psychologie-Verlagsunion, 2004.

CLAUSS, Phyllis: Die Anwendung von Hypnose und Kurz-Psychotherapie in der Behandlung medizinischer und psychologischer Schwangerschaftskomplikationen. Workshop ISPPM-Kongess, Heidelberg, 2009.

SCHMID, Verena: Der Geburtsschmerz. Hippokrates-Verlag, Stuttgart, 2005.

Autorenverzeichnis

Dr. med. Justine Büchler, Fachärztin für Frauenheilkunde und Geburtshilfe, Ausbildung in Hypnose und Akupunktur, Praxis Dr. Hildebrandt, Grundstr. 174, 01324 Dresden, Tel.: +49-351-2 69 98-1, Fax: +49-351-2 69 98-20, E-Mail: info@dafigb.de.

Dr. phil. Baldur R. Ebertin, Klinischer Psychologe/Psychotherapeut, Heilpraktiker, Buchautor, Seminarleiter, tätig auf den Gebieten der Gesprächspsychotherapie, Verhaltenstherapie, Reinkarnations-Therapie, Buchautor, Ebertin-Institut für Ausdrucks- und Charakterkunde, Panoramastr. 15, 75323 Bad Wildbad, Tel.: +49-7081-93 93-40, Fax +49-7081-93 93-33, E-Mail: brebertin@aol.com.

Esther Göbel, freiberufliche Hebamme, Mitbegründerin des Geburtshauses Hebammenpraxis Bühlau, Lehrtätigkeit im geburtshilflichen Notfallmanagement, Buchautorin, Hebammenpraxis Bühlau, Grundstr. 174, 01324 Dresden, Tel.: +49-351-2 69 98-1, Fax: +49-351-2 69 98-20, E-Mail: info@hebammenpraxis-buehlau.de, Internet: www.hebammenpraxis-buehlau.de.

Dr. med. Sven Hildebrandt, Facharzt für Frauenheilkunde und Geburtshilfe, Mitbegründer des Geburtshauses Hebammenpraxis Bühlau, Lehrtätigkeit im geburtshilflichen Notfallmanagement, Buchautor, Präsident der Dresdner Akademie für individuelle Geburtsbegleitung; Grundstr. 174, 01324 Dresden, Tel.: +49-351-2 69 98-1, Fax: +49-351- 2 69 98-20, E-Mail: info@dr-sven-hildebrandt.de, Internet: www.dr-sven-hildebrandt.de.

Dr. phil. Dipl.-Psych. Renate Hochauf, Psychologische Psychotherapeutin, Analytikerin, Fachpsychologin der Medizin, Traumatherapeutin (DIPT), Dozentin und Lehrtherapeutin (MGKB), eigene Niederlassung, seit 1991 intensive wissenschaftliche therapeutische Auseinandersetzung mit traumatherapeutischen Aspekten bei strukturellen Störungen, Friedrich-Ebert-Str. 11, 04600 Altenburg, Tel.: +49-3447-55 18 80.

Claudia Köhler, Krankengymnastin, Craniosacraltherapeutin, Hakomi-Therapeutin, körperorientierte vorgeburtliche und Geburtstherapie nach Dr. Raymond Castellino, eigene Praxis „Lebenswandel“ für Familien, Babies und Erwachsene; Buchautorin; Stürenburgstr. 3, 01326 Dresden, Tel.: +49-351-2 64 13 49.

Silke Petermann, Sportlehrerin, Masseurin, Kraniosakraltherapeutin, langjährige Ausbilderin in Spiraldynamik, Altes Rittergut 4, 01665 Klipphausen, Tel.: +49-3521-45 90 90, E-Mail: silke.petermann@spiraldynamik.com.